MANUEL ECKARDT

Das 5-Minuten-Faszientraining

In 4 Wochen Flexibilität, Gesundheit und Lebensqualität nachhaltig steigern

Give me five!
Inkl. kostenlosem Online-Video-Coaching

3. Auflage

humboldt

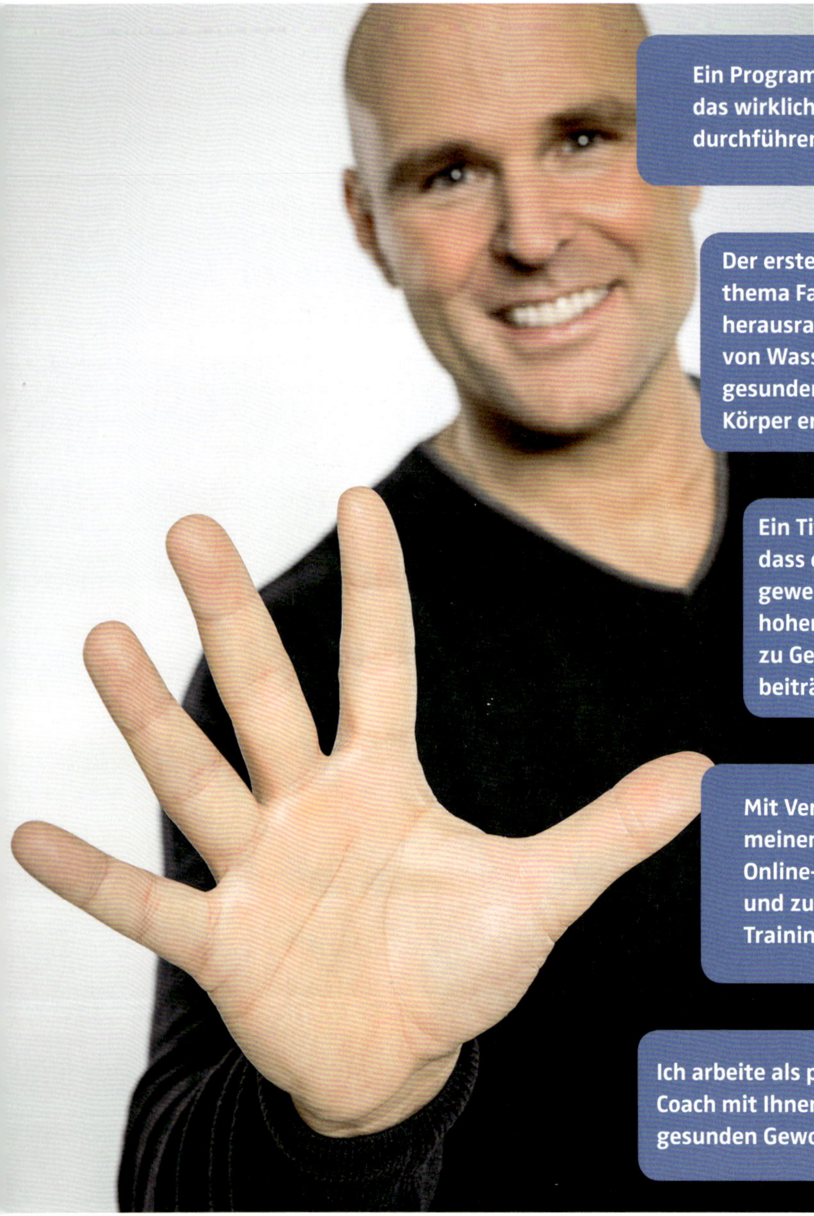

Ein Programm, das wirklich jeder durchführen kann!

Der erste Titel zum Trendthema Faszien, der die herausragende Bedeutung von Wasser für einen gesunden, geschmeidigen Körper erklärt.

Ein Titel, der Ihnen aufzeigt, dass ein gesundes Fasziengewebe nachhaltig zu einer hohen Lebensqualität und zu Gesundheit im Alter beiträgt.

Mit Verknüpfung zu meinem kostenlosen Online-Video-Coaching und zur kostenlosen Trainings-App.

Ich arbeite als persönlicher Coach mit Ihnen an neuen, gesunden Gewohnheiten.

VORWORT

Liebe Leserin, lieber Leser,

als der Dalai Lama gefragt wurde, was ihn am meisten überrascht, sagte er: „Der Mensch, denn er opfert seine Gesundheit, um Geld zu machen. Dann opfert er sein Geld, um seine Gesundheit wiederzuerlangen. Und dann ist er so ängstlich wegen der Zukunft, dass er die Gegenwart nicht genießt. Das Resultat ist, dass er nicht in der Gegenwart oder in der Zukunft lebt; er lebt, als würde er nie sterben, und dann stirbt er und hat nie wirklich gelebt." Stellen Sie sich einmal vor: Sie arbeiten Ihr ganzes Leben hart für Ihren Altersruhesitz und dann, wenn der Tag gekommen ist und Sie in den wohlverdienten Ruhestand gehen, humpeln, hinken und stolpern Sie sich durch den Tag. Muss das sein?

Wir rackern uns täglich ab, um unseren Lebensunterhalt zu bestreiten und uns etwas aufzubauen, um später in der Rente und im Alter sicher und geschützt zu sein. Wir versuchen alles, um uns finanziell abzusichern, schaffen uns Reserven, versuchen eine gute Gesundheitsvorsorge zu treffen und eine gute Krankenkasse zu wählen, die für uns da ist, wenn wir krank werden oder sind. Wir versuchen eine gute Pflegeversicherung abzuschließen, die sich um uns kümmert, wenn es nicht mehr alleine geht. Das alles tun wir, weil wir Angst haben vor dem Altwerden. Aber dabei ist es gar nicht das Altwerden, sondern wir haben Angst vor dem, was wir als „Altsein" begreifen und wahrnehmen. Wir haben einfach Angst vor dem Altsein, weil wir damit nichts, absolut nichts Schönes verbinden.

Schade eigentlich. Denn Altwerden und Altsein hat tatsächlich eine ganze Menge für sich. Man hat mehr Erfahrung, man hat Gelassenheit und könnte all das auch genießen.

Was mich immer wieder verwundert, ist, dass wir Menschen alles tun, um reich, wohlhabend und klug zu werden, sich aber die wenigsten dafür interessieren, wie man lange etwas davon hat. Es ist mehr als schade, dass der Mensch so wenig über sich selbst und über seine Funktionsweise wissen will. Ja, ich sage mit Absicht wissen will. Denn Wissen war noch nie so allgegenwärtig und leicht abzurufen wie heute, das Internet macht es möglich. Aber es scheint die wenigsten zu interessieren, wie der Körper wirklich funktioniert, Hauptsache, man weiß, wie man schnell und sicher sein Geld vermehrt. Aber was nützt uns dieses Wissen, wenn man sich ab 60 nicht mehr bewegen kann oder gar nur noch mit Schmerzen herumläuft? Einer meiner Lieblingssätze ist: Sie können alles kaufen, nur Gesundheit nicht. Die muss man sich erarbeiten und verdienen.

Würden Sie mir glauben, wenn ich Ihnen jetzt sage, ich zeige Ihnen, wie Sie sich ewig wie 30 fühlen könnten? Okay, wenn Sie noch keine 30 sind, dann hinkt der Vergleich. Sollten Sie unter 30 sein, dann stellen Sie sich vor, ich zeige Ihnen, wie Sie ab jetzt so bleiben können, wie Sie sind. Sie glauben, das geht nicht? Doch, das geht! Und es ist wirklich einfacher, als Sie denken. Sie müssen nur verstehen, wie Ihr Körper funktioniert.

Mit diesem Buch gebe ich Ihnen die Betriebsanleitung für Ihren Körper in die Hand. In einfachen Beispielen zeige ich Ihnen, was Sie tun können, damit Sie ganz entspannt alt werden und alt sein können. Dazu sei gesagt: Als ich jung war, hat mich das alles nicht interessiert, und ich dachte, ich werde mich ewig jung, dynamisch und fit fühlen. Aber gerade jüngeren Lesern sei gesagt, dass ich mich geirrt habe und es sehr lange gedauert hat, bis ich begriffen habe, was alles notwendig ist, damit mein Körper fit und gesund bleibt.

Stellt sich nun die Frage: Was hat das mit den Faszien zu tun? Ganz einfach: alles. Faszien ist nur der Fachbegriff für Bindegewebe, mehr nicht. Jetzt fragen Sie sich vielleicht: „Bindegewebe? Ja, und weiter? Geht es hier um Cellulite? Hab ich doch gar nicht!" Das mag sein, aber Sie haben Bindegewebe, und davon mehr, als Sie denken. Das Bindegewebe ist das größte Organ des Körpers, größer als die Haut. Denn das Bindegewebe befindet sich nicht nur unter der Haut, sondern es befindet sich überall in unserem Körper und hält und schützt die Organe, Muskeln, Knochen, Gelenke und Gefäße. Natürlich hat es auch etwas mit Cellulite zu tun, und natürlich zeige ich Ihnen, wie die wieder weggeht, wenn Sie davon betroffen sind. Ich zeige Ihnen auch, wie Falten sich merklich vermindern und Sie wieder jünger und frischer aussehen.

Dieses Buch ist viel mehr als ein Übungsbuch. Es tut mehr, als dem nächsten Trend hinterherzulaufen. Faszientraining ist schließlich in aller Munde, alle rollen auf Plastikrollen umher, und doch bleiben die Hintergründe meist im Dunkeln. Mein Anspruch an dieses Buch ist, Ihnen aufzuzeigen, warum die Sache mit den Rollen bzw. das Faszientraining tatsächlich funktioniert und warum Sie es unbedingt tun sollten. Ich möchte, dass Sie Spaß daran haben, etwas für sich zu tun und wieder Begeisterung für Ihren Körper zu empfinden.

Und ich werde Ihnen nicht nur einfach Übungen für zwischendurch zeigen, mein Anspruch ist es, Ihnen die Nachhaltigkeit von Faszientraining zu zeigen und Ihnen alles zu vermitteln, was Sie wissen müssen – in einfachen, verständlichen Worten und Beispielen. Wenn Sie wissen wollen, wie Ihr Körper funktioniert und wie Sie schmerzfrei werden oder bleiben und lange fit und gesund leben, dann lesen Sie einfach weiter. Ich nehme Sie auf der wunderbaren Reise durch Ihren Körper an die Hand.

Nein, ich mache Ihnen hier keine Heilversprechen und keinen Hokuspokus. Es ist alles wissenschaftlich fundiert, belegt und nachvollziehbar. Reine Biologie, Chemie, Medizin und Physik. Also alles korrekt. Sie werden begeistert sein, wenn Sie sehen, wie einfach alles ist.

Wenn ich nun Ihre Neugier geweckt habe und Sie es nicht erwarten können, ein neues Körpergefühl zu erfahren, dann haben wir schon einen großen Schritt gemacht. Aber wissen Sie eigentlich, was das Beste an diesem Buch ist? Dieses Buch beinhaltet ein Online-Video-Coaching, durch mich und mit mir. Nutzen Sie diese einzigartige Möglichkeit, denn das macht das Buch zu etwas ganz Besonderem. Über mein Internetportal www.give-me-five.tv können Sie sich kostenlos anmelden.

Dabei erkläre ich Ihnen genau die Übungen, die Funktionalitäten und die Hintergründe: wieso, weshalb, warum. Sehr einfach und unkompliziert. Was aber noch viel besser ist, als sich „nur" die Online-Trainingsvideos mit mir anzuschauen, ist, dass ich für Sie da bin. Wenn Sie möchten, bin ich für die nächsten Wochen Ihr Gesundheitscoach. Ich stehe Ihnen jederzeit per Mail oder Chat zur Verfügung und helfe Ihnen gern bei Fragen. Sie brauchen nur eine E-Mail-Adresse, dann startet Ihre Reise in eine bewegte, gesunde und straffe Zukunft.

Sollten Sie mein Rückenbuch bereits kennen und gelesen haben, dann wissen Sie, dass ich meine Arbeit sehr ernst nehme und zu dem stehe, was ich sage und schreibe. Wenn Sie es noch nicht kennen, dann sollten Sie es sich unbedingt einmal anschauen, denn es ist viel mehr als ein Rückenbuch. Genau wie dieses Buch: Auch dieses Buch ist viel mehr als das x-te Übungsbuch für die Faszien. Ich sehe es wirklich als Betriebsanleitung für Ihre wunderbare „Maschine" Körper! Lassen Sie uns einfach loslegen.

Ich freue mich auf Sie und unsere gemeinsame Reise! Sie beginnt genau jetzt und hier: www.give-me-five.tv! Viel Spaß und Erfolg – und wenn Sie Fragen haben: Einfach melden! Sie erreichen mich jederzeit unter manuel@give-me-five.tv.

Ihr

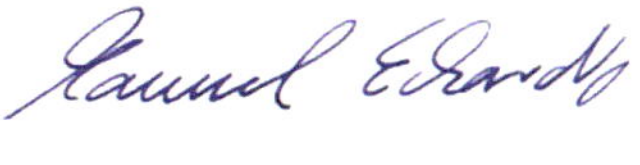

FASZIEN – WAS SIND SIE UND WAS LEISTEN SIE?

Im ersten Kapitel dieses Buches werden Sie viel über sich und Ihren Körper erfahren. Was sind Faszien, wie funktionieren sie, wozu brauchen Sie sie überhaupt? Es ist fast eine kleine „Betriebsanleitung“ für Ihren Körper. Sie lernen, was verklebte Faszien auslösen können und wie Sie das vermeiden, und erhalten darüber hinaus Informationen, welche Nährstoffe die richtigen sind, um Ihr Bindegewebe aktiv zu unterstützen.

Faszien – mehr als ein Trend

Schön, Sie sind noch da! Es scheint, als hätte Sie das Vorwort überzeugt. Ja, es lohnt sich! Es lohnt sich, einen Blick in die Betriebsanleitung bzw. in das Benutzerhandbuch Ihres Körpers zu werfen. Also machen Sie sich zunächst bereit für eine kurze Reise in Ihren Körper, genauer gesagt, in Ihre Zellen. Denn genau dort gehen wir hin: in die Zellen. Denken Sie bloß nicht, bei Ihnen gäbe es keine und somit auch kein Bindegewebe und keine Faszien – da irren Sie sich. Jeder von uns hat sie, und nicht wenige davon. Wir sehen sie zwar nicht, aber das ist vielleicht auch besser so.

Die meisten Menschen wissen gar nicht, wie toll ihr Körper ist, was er alles kann und was er leistet. Er kann so extrem viel und vor allem kann er extrem viel aushalten. Denn in der Regel fordern wir mehr von ihm, als wir ihm geben. Zum Glück hat er die Fähigkeit der Kompensation. Er kompensiert unglaublich viel und macht fast alles mit, bevor er anfängt zu streiken oder mit Wehwehchen zu reagieren.

Unser Körper – eine hochkomplexe Einheit

Warum bin ich so begeistert oder fasziniert von unserem Körper? Wir haben es in der modernen Technik noch nicht annähernd hinbekommen, den Körper und seine Funktionen nachzubauen. Selbst künstliche Gelenke können wir nicht in der Festigkeit und Haltbarkeit herstellen, wie sie in uns „verbaut“ sind bzw. wie sie uns Mutter Natur mitgebeben hat. Sollte es mal bei Ihnen soweit sein (womit wir nun ja nicht mehr zu rechnen brauchen), dass Sie ein künstliches Gelenk benötigen, dann können Sie davon ausgehen, dass es maximal 25 Jahre hält. Machen Sie sich dagegen bewusst, wie alt Ihr Körper ist und was er schon alles mitgemacht und vor allem durchgemacht hat. Und er hält immer noch!

Am liebsten vergleiche ich den Körper mit der Deutschen liebstem Kind, dem Auto. Die meisten Menschen pflegen in der Regel ihr Auto, fahren damit in die Inspektion, lassen nachschauen, ob alles in Ordnung ist, ob Öl gebraucht wird und so weiter. Ich gehe jede Wette ein: Wenn wir unseren Körper so warten würden wie unsere Autos, dann hätten wir kein Gesundheitsproblem in Deutschland.

Unser Körper ist eine hochkomplexe Einheit, die extrem gut durchdacht ist. Alles an und in ihm hat einen Sinn. Es gibt nichts, was wir einfach ohne Verluste wegnehmen könnten – irgendwie würde es uns doch fehlen, auch wenn wir den Verlust von Organen oder Gliedmaßen kompensieren können. Ursprünglich aber ist der Körper so konzipiert, dass alles daran einen Sinn und eine Aufgabe hat. Wir können allein daran, wenn wir etwa durch einen Unfall in irgendeiner Weise eingeschränkt werden, erkennen, was unser Körper in der Lage ist zu leisten. Wir bzw. unser Körper ist in kürzester Zeit in der Lage, Einschränkungen zu kompensieren und andere Wege und Möglichkeiten zu finden, um zu überleben.

Eine geniale Funktion: Anpassung. Seitdem es den Menschen gibt, gibt es Anpassung, ja eigentlich überhaupt, seit es Leben gibt. Lebewesen mussten sich im gesamten Lauf der Evolution an permanente Änderungen anpassen, das gilt auch für den modernen Menschen und die letzten 40.000 Jahre. Das, was der Mensch aber insbesondere tun musste, war sich bewegen. Er musste immer in Bewegung bleiben, da auch seine Nahrung immer in Bewegung war. Unsere Vorfahren waren im Schnitt täglich ca. 30 Kilometer zu Fuß unterwegs – und das bei jedem Wetter und jeder Witterung. Sie folgten den Jagdtieren und wechselten Weidegründe. Erst mit der sesshaften Lebensweise und dem geplanten Anbau von Nahrung änderte sich das, und wir bewegten uns weniger. Und das, was wir heute das „moderne Leben“ nennen, das, was Sie und ich leben, das ist erst ein paar Jahrzehnte alt. Machen Sie sich das bewusst, ein paar Jahrzehnte. Nicht Jahrhunderte, nicht Jahrtausende, nur ein paar Jahrzehnte!

Bewegung hält uns jung und elastisch

Warum erzähle ich Ihnen das alles? Ganz einfach, Ihr Körper ist von Natur aus für Bewegung geschaffen. Er möchte bewegt werden. Ich will Ihnen zum einen bewusst machen, was Ihr Körper kann und für Sie leistet, und zum anderen zeigen, dass es leichter ist, als Sie denken, schmerzfrei, beweglich und fit zu sein, zu werden und zu bleiben. Man muss nur in Bewegung kommen und diesen Körper, diese einzigartige Einheit, wieder seinem Ursprung zuführen, nämlich der Bewegung!

Sicher haben Sie schon festgestellt, dass Faszientraining zur Zeit in aller Munde ist. Jeder scheint es zu tun: Man rollt die Schenkel, den Rücken und sämtliches Gewebe auf Bällen und Rollen, und Wunder geschehen. Nur leider ist es mit bloßen „Rollen“ allein nicht getan. Das ist zwar ein schöner Ansatz, und die Medien machen uns glauben, dass ein bisschen auf der Rolle hin und her schon ausreicht, um die Faszien wieder zu aktivieren und zu lockern, aber dem ist nicht so. Es ist ganz nett, und Sie tun sich da nichts Schlechtes, aber es ist nicht der Weisheit letzter Schluss. Wenn man den Gesamtzusammenhang nicht versteht, dann wird das Rollen auf der Rolle nur ein kurzer Trend bleiben und weder nachhaltig noch sonst von Erfolg gekrönt sein.

Gerade das Bindegewebe und somit die Faszien sind mehr als nur Fasern und Hüllen. Man muss verstehen, welche Aufgabe sie in unserem Körper haben. Man sollte wissen, wie sich dieses Gewebe bewegt, wächst und ernährt. Man sollte verstehen, wie man es repariert und wie man es pflegt. Erst dann sollte man anfangen zu rollen oder Übungen dafür machen.

Und genau das ist mein Ziel und Plan mit Ihnen. Ich möchte, dass Sie lange Freude an Ihrem Körper haben, und das können Sie auch, wenn Sie erkennen und verstehen, wie er funktioniert. Wir machen uns keine Gedanken darüber, wie wir aufgebaut sind, nehmen alles als gegeben hin und sind besonders in jüngeren Jahren der Meinung, das bleibe immer so. Dann stellen wir fest, dass es nicht so ist, und fragen uns, woran das liegt. Die Hintergründe der meistvorkommenden Beschwerden erfahren Sie in diesem Buch, und ebenso, was Sie dagegen tun können und sollten.

Aber zuvor noch ein kleiner Ausblick in die Zukunft – ein Anreiz! Stellen Sie sich vor, Sie könnten körperlich immer jung und beweglich bleiben. Können Sie sich den Luxus vorstellen, was es heißt, mit 70 oder 80 noch die gleichen Dinge zu tun wie mit 30? Das ist möglich! Wir müssen nur akzeptieren, dass wir dafür etwas tun müssen.

Vielleicht fragen Sie sich: Wenn es doch so einfach ist, warum gibt es dann so viele Pflegefälle bei uns? Ganz einfach: Weil keiner sich für dieses Gewebe wirklich interessiert. Diejenigen, die sich gerade dafür interessieren, tun dies aus sportlichen Gründen. Den anderen, der Mehrzahl der Menschen, ist die Rolle der Faszien und des damit verbundenen Bindegewebes überhaupt nicht bewusst. Wir tun nichts dafür, wir essen nicht die richtigen Nährstoffe für dieses Gewebe und wir trinken nicht ausreichend Flüssigkeit. Aber all das würde dazu führen, dass wir fit alt werden und gesund bleiben. Haben Sie nicht auch Lust darauf?

Faszien geben unserem Körper Halt

Ich bin immer wieder fasziniert von unserem Körper, seinem Aufbau und seiner Leistungsfähigkeit. Es ist wirklich fast unvorstellbar, wozu seine Mechanik und seine Biochemie alles imstande sind. Und haben Sie gerade was gemerkt? Ich habe das Wort „fasziniert" benutzt. Kommt Ihnen das bekannt vor? Da kommt der

Wortbestandteil „faszi-“ vor. Es bedeutet „gebündelt“ oder „verbunden“. Und genau das sind Faszien: zu einem Netz verbundene Fasern.

Machen wir uns noch genauer bewusst, was Faszien sind, woraus sie bestehen und was das Besondere daran ist. Sie sind das größte Organ unseres Körpers. Punkt. Lassen Sie diese Tatsache einmal sacken. Nichts kommt in unserem Körper so großflächig vor wie Faszien. Bindegewebe und somit auch die Faszien sind Faserstrukturen, die aus „Eiweißfäden“ gewebt sind, feinmaschig gewebt. In den Zwischenräumen dieser Eiweißfäden befindet sich Flüssigkeit. Das ist auch gut so, denn die Flüssigkeit dient als Puffer und Stoßdämpfer, deshalb können sich diese Gewebe dehnen und zusammenziehen. Faszien sind nichts anderes als ein Geflecht aus Fasern, die aus Eiweiß bestehen, genauer aus sogenanntem Kollagen, bestimmten Eiweißstrukturen (Genaueres ab Seite 16).

Eiweiß ist die Bausubstanz unseres Körpers, und ohne diesen Baustoff geht gar nichts. Ob Sie es glauben oder nicht, Eiweiß leistet für Sie viel mehr, als Sie bisher vermuten und erahnen – auch für Ihr Bindegewebe, denn wie wir ja nun wissen, besteht es daraus. Ohne eine ausreichende Eiweißzufuhr wird sich unser Körper nicht zum Besseren hin verändern, sondern abbauen und zerfallen. Und Sie wollen, dass sich Ihr Körper verändert, dass er stärker, stabiler, straffer und flexibler wird. Dazu brauchen Sie Eiweiß, und das in ausreichender Menge. Aber keine Angst, ich stelle Ihnen keine neue Diät vor und werde auch nicht in Ihren Speiseplan eingreifen, ich gebe Ihnen nur Hilfestellung und zeige Ihnen, was notwendig ist. Dazu später mehr.

Diese Eiweißfäden sind also extrem belastbar und machen einiges mit. Sie umschließen nicht nur unsere Muskeln und stellen dadurch die Hülle unserer Muskeln dar, sie umgeben auch unsere Organe und unsere Knochen. Aber damit nicht genug, sie umhüllen auch unsere Sehnen und Bänder und Gelenke. Kurzum, sie sind überall, geben Halt und halten alles an seinem Platz, damit es nicht auseinanderfällt und sich im Körper verteilt. Ohne Faszien wäre unser Körper ein einziger Zellbrei. Keine schöne Vorstellung, aber leider wahr. Sie macht es vielleicht ein bisschen leichter zu sehen, wie wichtig diese Fasern sind bzw. wie wichtig dieses riesige Organ ist. Und genau aus diesem Grund ist es auch so wichtig zu verstehen, dass Faszien mehr sind als nur Bindegewebe, das wir mal so nebenbei durchrollen und dann wieder vergessen und ignorieren.

Faszien wollen gepflegt sein

Faszien ist der Fachbegriff für das Wort Bindegewebe. Die meisten Menschen denken bei dem Wort Bindegewebe immer nur an den Bereich von Hüfte und Oberschenkeln bei Frauen und damit an das Problem der Cellulite (siehe Seite 25). Und es stimmt auch, dass Cellulite etwas mit Faszien zu tun hat, denn Cellulite ist eine Bindegewebsschwäche, also eine Schwäche der Faszien. Dazu später mehr!

Durch das richtige Training, die richtige Bewegung und die richtige Ernährung kann man aktiv das Bindegewebe und somit das größte Organ des Körpers positiv beeinflussen und verändern. Das heißt aber im Umkehrschluss, dass es eigentlich nur Probleme geben kann, wenn man dieses riesige Gewebe nicht pflegt und ihm wenig Bedeutung zumisst – auch wenn wir das nicht absichtlich tun, denn seine Rolle ist uns einfach zu wenig bewusst. Ein Umdenken ist angesagt, weil es durch dieses Nichtbeachten früher oder später zu Einschränkungen kommen wird, zu Problemen und Schmerzen. Daher ist es wichtig, die Faszien in den Blick zu nehmen, denn sie haben auch mit vielen anderen Problemen wie Kopfschmerzen, Rückenleiden, Knieproblemen, Fersensporn oder Karpaltunnel- oder Schulter-Ellenbogensyndrom zu tun – nur ist das den meisten Menschen unbekannt.

Nehmen wir wieder den Vergleich mit dem Auto. Ein Wagen, der nur in der Garage oder auf der Straße steht, ohne Pflege und ohne Bewegung, kann nur „verrotten“, um es mal ganz hart auszudrücken. Ein Auto, das Sie weder pflegen noch fahren, wird über kurz oder lang rosten, quietschen, ruckeln und Ihnen keine Freude mehr bereiten. Genau das geschieht auch mit Ihrem Körper und Ihrem Bindegewebe. Wenn Sie das Bindegewebe nicht pflegen und bewegen, dann rostet es ein, verklebt und wird unbeweglich. Es wird Ihnen auf Dauer Beschwerden bereiten.

Die Entdeckung der Faszien

In unserer westlichen Welt ist das Wissen um die Faszien und somit das Bindegewebe erst vor ca. 150 Jahren das erste Mal deutlich hervorgestellt worden. Das Thema fand zuerst in der Osteopathie Beachtung, die ebenfalls sehr intensiv mit dem Lösen von Faszien durch Druck und/oder Bewegung arbeitet.

Das Schlimme daran ist, dass man die entstehenden Beschwerden, die auf „schlechtes“ Bindegewebe zurückzuführen sind, meist nicht damit in Verbindung bringt. Man sucht immer an anderer Stelle und nach anderen Ursachen, da man die Rolle dieses Gewebes unterschätzt oder vielleicht gar nicht kennt. Da das Bindegewebe einfach überall ist und alles mit Faszien umschlossen ist, sind Schmerzen, die auf einmal im Rücken auftauchen, nicht (nur) ein Problem des Rückens, sondern in den meisten Fällen ein Problem der Faszien und somit des gesamten Bindegewebes, denn alles ist miteinander verbunden.

Die Chinesen haben das schon vor sehr langer Zeit erkannt und sind sich über die unglaublich wichtige Rolle des Bindegewebes bewusst: In der TCM, der Traditionellen Chinesischen Medizin, sind Faszien kein Geheimnis mehr und man weiß sehr gut, welche Auswirkungen ein nicht funktionierendes Gewebe hat und haben kann. Dies wird in der Akupunktur und in der Akupressur sehr deutlich. Dort wird ganz bewusst das Gewebe durch Nadelstiche oder feste Druckpunktmassagen aktiviert, gelöst und gelockert. Dies alles beruht auf dem Wissen, dass unsere Faszien für ganz viele Dinge in unserem Körper zuständig und verantwortlich sind.

Sie wissen nun einiges mehr über Ihr Bindegewebe und dessen Bedeutung. Und ich hoffe, ich habe Ihre Lust auf mehr Wissen geweckt! Auf zum nächsten Kapitel und dem Aufbau und der Funktion des Bindegewebes!

Was sind Faszien?

Sie wissen nun, dass jeder Mensch ein Bindegewebe hat und dass es der Grund für viele Beschwerden sein kann. Um die Zusammenhänge zu begreifen, müssen wir vertiefen, wie es aufgebaut ist und warum es so reagiert, wie es reagiert.

Wie schon erwähnt, bringen wir das Bindegewebe oft nicht mit einhergehenden Beschwerden in Verbindung. Beispiel eins: Ihr Rücken schmerzt. Das Erste, was Sie denken, ist, dass es Ihre Muskeln oder Ihre Bandscheiben sind. Beispiel zwei: Sie haben Kopfschmerzen. Sie denken: Stress, wenig Schlaf, falsch gelegen. Sie kommen mit Sicherheit nicht darauf, dass bei all diesen Symptomen Ihr Bindegewebe eine Rolle spielen kann – und Ihnen gleichzeitig auch helfen kann, diese Beschwerden wieder loszuwerden.

Aus diesem Grund kommen wir jetzt zum fachlichen Teil dieses Buches. Keine Angst, ich habe nicht den Anspruch, mich in Fachchinesisch zu verlieren und Ihnen alle Begrifflichkeiten und Funktionalitäten bis ins letzte Detail hinein zu erklären. Das ist auch gar nicht nötig, um später alles richtig zu machen. Mein Anspruch ist es, Ihnen in einfachen Beispielen und Worten die hochkomplexen Zusammenhänge bildhaft rüberzubringen und Ihnen deutlich zu machen, dass man nicht Medizin studiert haben muss, um die Rolle der Faszien und des Bindegewebes zu verstehen und zu nutzen.

Nichtsdestotrotz finde ich es wichtig, dass Sie den Aufbau, die Funktionsweise und, ganz wichtig, die Rolle der Nährstoffe und der Nährstoffversorgung kennen. Denn darauf kommt es an. Wie gesagt, es nützt einfach nichts, nur ein bisschen auf der Rolle hin und her zu rollen, wenn Sie nicht wissen, was da geschieht und warum es hilft.

Der Aufbau der Faszien

Beginnen wir mit dem Aufbau des Bindegewebes und der Faszien. Bindegewebe ist der Oberbegriff für das gesamte Geflecht, das sich um unseren Körper spannt. Faszien werden im Allgemeinen immer mit der Hülle der Muskeln in Verbindung gebracht. Faszien bedeutet aber nichts anderes als Bindegewebe. Wir fassen kurz zusammen: Bindegewebe ist der Oberbegriff und umfasst den Mantel unseres Körpers und der Muskeln. Als Faszien bezeichnet der „normal" Sporttreibende den Mantel der Muskeln und somit die Muskelhülle.

Wie der Name schon sagt, ist es ein Gewebe, eine Verflechtung von feinen Fäden, die so mit- und ineinander verflochten sind, dass sie eine extrem belastbare, elastische und reißfeste Faserstruktur darstellen. Diese Faserstruktur besteht aus drei Fasertypen:

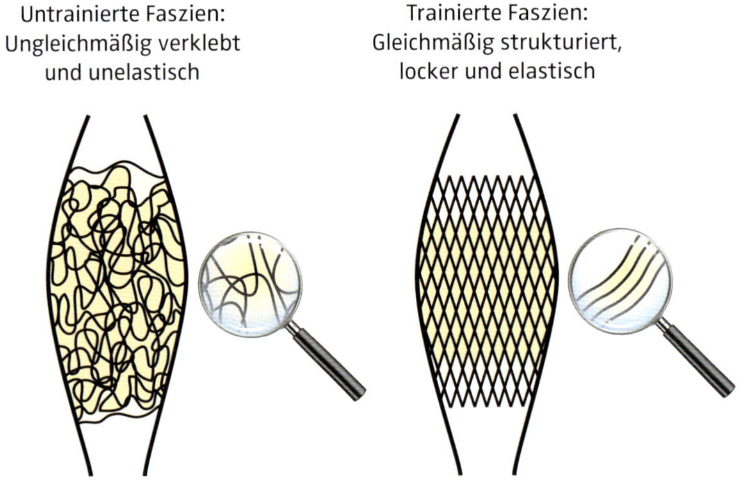

- kollagene Fasern
- elastische Fasern
- nicht kollagene Proteine

Kollagene Fasern sind nichts anderes als Eiweißbausteine, sogenannte kollagene Eiweißketten oder wie vorn schon erwähnt Eiweißfäden genannt. Kollagen bedeutet „Leim erzeugend“. Diese Fasern geben den Zellen die Möglichkeit, Zug und Druck auszuhalten, und verleihen dem Gewebe seine weiße Farbe. Man kann dieses Gewebe trainieren und dazu bringen, zu wachsen und dicker und somit stabiler und reißfester zu werden. Halten Sie sich immer wieder vor Augen, dass der Hauptbestandteil des Körpers und somit auch des Bindegewebes Eiweiß ist.

Die **elastischen Fasern** enthalten Elastin. Diese Fasern findet man vermehrt im Bindegewebe rund um Gefäße, Knorpeln sowie bei Sehnen und Bändern, da dieses Gewebe sich mehr dehnen und bewegen muss. Dieses Bindegewebe ist eher gelblich und ermöglicht uns die hohe Mobilität.

Nicht kollagene Proteine sind ebenfalls Eiweißbausteine, die aber nicht aus Kollagen bestehen, sondern aus Vernetzungs- und Verbindungsproteinen. Sie kommen überall vor und können auch von den anderen Zellen produziert werden. Sie binden Wasser und ermöglichen dadurch den Nährstofftransport zwischen den Zellen und somit den Stoffwechselprozess.

Faszien brauchen Wasser

60 Prozent unseres Körpergewichts macht Wasser aus. Von diesen 60 Prozent Wasser befinden sich 70 Prozent im Bindegewebe. Die anderen 30 Prozent befinden sich im Blut und im Austausch sowie in unserem Lymphsystem.

Wofür brauchen wir Wasser? Fast eine überflüssige Frage, oder? Es ist lebensnotwendig. Ohne Wasser ist kein Leben möglich. Wasser ist der Transportstoff unseres Körpers und auch Lösungsmittel: Es löst Abbauprodukte und leitet sie aus dem Körper. Zellwasser, Körperwasser verleiht dem Körper seine Spannkraft und dient unter anderem als Stoßdämpfer. Es sorgt dafür, dass der Körper nicht überhitzt, und ist bei allen (!) Stoffwechselvorgängen beteiligt.

Bitte beachten Sie: Wenn ich von viel Flüssigkeit spreche, dann meine ich viel! Es ist mehr als die übliche Empfehlung von zwei Litern pro Tag, denn das reicht meines Erachtens zwar zum Überleben, aber nicht so weit, dass alles fehler- und störungsfrei funktioniert. Unter viel verstehe ich mindestens 50–60 ml pro Kilogramm Körpergewicht pro Tag. Meine Empfehlung ist: mindestens drei, eher vier Liter pro Tag. Ein Beispiel: Ein 70-Kilo-

Mann benötigt mindestens 3,8 Liter Wasser pro Tag. Und bitte beachten Sie, dass das nur den Bedarf an normalen Tagen darstellt. An Tagen, an denen Sie aktiv sind oder in die Sauna gehen oder die sehr warm sind, kann sich der Bedarf auch erhöhen. Es spricht nichts dagegen, an sehr heißen Sommertagen und bei sportlicher Betätigung fünf Liter zu trinken. Sie werden sehen, es wird Ihnen mit einer guten und großzügigen Wasserversorgung viel besser gehen!

Unser Körper hat die sensationelle Funktion der Eigenschmierung. Das heißt, er kann alle Gelenke schmieren und dafür sorgen, dass Sie lange beweglich sind und bleiben. Das geht aber nur, wenn wir ihm viel Flüssigkeit geben. Für diese Funktion sind die Schleimbeutel verantwortlich, von denen wir leider meist erst erfahren, wenn sie sich entzünden. Die Schleimbeutel können aber nur „Schleim“ produzieren, wenn ihnen selbst genug Flüssigkeit zur Verfügung steht. Trinken Sie nicht genug, dann ist eine Schleimbeutelentzündung vorprogrammiert. Warum? Weil der Körper permanent versucht, aus einem leeren Schleimbeutel „Schleim“ zu pressen. Das kann auf Dauer nicht gutgehen. Deshalb wäre es schon extrem wichtig, wenn Sie viel trinken.

Trinken – nicht nur für die Faszien gut

Ein weiterer Grund fürs Trinken: Nur mit Wasser kann der Körper die Bandscheiben mit Flüssigkeit füllen und sie somit weich, elastisch und geschmeidig halten. Trinken Sie nicht ausreichend, werden Ihre Bandscheiben vertrocknen und früher oder später wird ein Bandscheibenvorfall das Ergebnis sein.

Das Wasser hat eine so große Wirkung, dass Sie es mir nicht glauben würden, wenn ich Ihnen jetzt hier alles aufzählen würde. Verdauung, Haut, Falten, Nerven, Gehirn, Gelenke – all das und viel mehr ist auf eine gute Wasserversorgung angewiesen. Ich kann Ihnen sagen, dass die meisten Erkrankungen auf einen „trocken“ gelaufenen Körper ohne ausreichende Wasserzufuhr zurückzuführen sind. Ich bin auch der absoluten Überzeugung, dass wir viele aktuelle „Erkrankungen“ überwinden könnten, wenn begriffen würde, dass der Körper nur mit viel Wasser funktioniert.

Wie gesagt, Ihr Körper besteht aus 60 Prozent zu Wasser. Wenn man jetzt denkt, dass zwei Liter am Tag ausreichen sollen, um diese 60 Liter „umzuwälzen“, irrt man sich. Das Schlimme ist, dass die meisten Menschen zum einen denken, sie tränken doch schon genug, und zum anderen, dass die empfohlenen zwei Liter ausreichend seien. Weit gefehlt! Wie gesagt, 50–60 ml pro Kilogramm Körpergewicht ist die Losung! Das bedeutet für eine 50-Kilo-Frau 2,7 Liter Wasser an normalen Tagen und an Trainings- oder Aktivtagen mindestens drei Liter. Auch wenn Sie jetzt die Luft anhalten und sagen, das geht doch nicht: Doch! Das geht, es ist nur wie mit allem im Leben, es ist reine Gewohnheit und Übung!

Bitte versuchen Sie es. Erhöhen Sie langsam Ihren Wasserkonsum. Sie werden sehen, Sie werden es lieben. Falten gehen weg, die Haut wird straff, die Gelenke werden geschmiert, die Bandscheiben werden elastisch, einfach alles wird anders. Und das Beste ist, es hat keinerlei Nebenwirkung.

Wasser: Wie viel ist gesund und warum?

Wasser ist die Grundlage unseres Lebens. Der Mensch besteht zu 60 Prozent aus Wasser. Ohne Wasser kann man höchstens drei Tage überleben. Nach Sauerstoff ist Wasser unser wichtigster Nährstoff. Grund genug, das Thema Wasser etwas näher zu beleuchten.

Um zu funktionieren, brauchen alle Zellen des Körpers Wasser. Würden die Zellen austrocknen, wären sie sofort funktionsuntüchtig. Mit zu wenig Wasser ist schnell das Gleichgewicht der dynamischen Systeme unseres Körpers gestört. Dann funktioniert nichts mehr: Nervenzellen, Gehirn, Muskeln, das Herz usw.

Wasser wird hauptsächlich über die Nieren mit dem Urin ausgeschieden. Die Dichte des Urins gibt uns den Hinweis dafür, wie gut die Hydratation ist, die Anlagerung von Wassermolekülen. Für eine optimale Stoffmengenkonzentration wird eine Urinmenge von zwei Litern pro Tag benötigt. Man beachte dabei, dass wir auch Wasser über Lunge, Haut und Darm verlieren: ca. einen Liter pro Tag im Ruhezustand, bei Hitze, Belastung, Sport und Schwitzen deutlich mehr.

Was heißt das übersetzt? Es heißt, dass der Mensch allein für seine „ganz normalen" Stoffwechselvorgänge bei normalen Temperaturen drei Liter Wasser benötigt. Ich möchte hier nicht zur Diskussion stellen, dass der Mensch auch mit einer Tasse Kaffee oder einem Glas Orangensaft am Tag funktioniert, darum geht es hier überhaupt nicht. Der Körper und dieses Wunderwerk Mensch ist so anpassungsfähig, dass er auch unter Minimalstvoraussetzungen funktioniert. Aber eben nur funktioniert – irgendwie, aber eben nicht gut. Leider bekommen wir die „Nebenwirkungen" von zu wenig Trinken erst Jahre später zu spüren und bringen es dann natürlich nicht mit zu wenig Flüssigkeit in Verbindung. Leider!

Wie finden Sie nun heraus, ob Sie zu wenig trinken? Zum einen sehen Sie das an Ihrem Urin. Sollte er eine Farbe haben, dann wissen Sie: Es ist zu wenig. Der Urin sollte klar und geruchslos sein, dann ist er top. Weitere Zeichen der Dehydratation, also der Austrocknung, sind beispielsweise:

- trockene Haut und trockene Schleimhäute
- Müdigkeit, Schläfrigkeit, Verwirrtheit, Krampfanfälle, Bewusstlosigkeit, Koma
- Verstopfung
- Kopfschmerzen, Schwindel
- Konzentrationsstörungen, Depression
- Thrombose
- Muskelkrämpfe, Verspannungen

Machen Sie einen Selbstversuch!
Ein typischer klinischer Test geht so: Wenn die abhebbaren Hautfalten am Handrücken beim Abheben stehen bleiben, heißt das zu wenig Wasser. Das „funktioniert" auch bei anderen Hautfalten. Machen Sie, wenn Sie Wenigtrinker sind oder mir nicht glauben, einen Selbstversuch: Vier Wochen lang drei Liter Wasser pro Tag mit Vorher- und Nachher-Bild. Sie werden erstaunt sein, was die Hautfalten angeht!

Wenn Sie jetzt glauben, ich denke mir das alles aus: Weit gefehlt! Es gibt zahlreiche Studien darüber, die genau das zeigen, was ich Ihnen hier schreibe. Eine davon habe ich hier: Eine Studie mit „Wenigtrinkern" versus „Vieltrinkern" („low drinker" bedeutet weniger als 1,2 Liter pro Tag, „high drinker" heißt 2–4 Liter pro Tag) zeigte eine signifikante Erhöhung des Cortisolspiegels im Blut der Wenigtrinker. Wenn man sich überlegt, was ein erhöhter Cortisolspiegel alles macht, z. B. Stressreaktion, Blutzuckeranstieg, Gewichtszunahme, Hemmung des Immunsystems, Depression, Muskel- und Skelettschmerzen, sieht man allein an diesem einen Parameter, was zu wenig Trinken so alles auslösen kann. Wenig trinken verursacht im Körper Stress. Der Körper kompensiert es und wir merken es nicht. Erst wenn es zu spät ist!

Aber nicht nur Stress wird durch zu wenig Wasser verursacht, sondern auch Atemwegserkrankungen wie Asthma oder COPD (Raucherlunge) verschlechtern sich schon durch geringe Dehydrierung. Dehydrierung hat auch auf folgende Erkrankungen negative Auswirkungen: Nierensteine, Harnwegsinfektionen, Verstopfung, Bluthochdruck, Thrombosen, koronare Herzkrankheit, Schlaganfall, Zahnerkrankungen, Gallensteine, Grüner Star und einige mehr.

Glauben Sie mir nicht? Dann lassen Sie mich hier weitere unabhängige Studien zitieren, die das belegen. Ich möchte betonen, dass wir über wissenschaftlich relevante Studien sprechen. Etwa eine Studie an jungen Frauen: Die Frauen mit dem höchsten Wasserkonsum (drei Liter pro Tag) hatten statistisch signifikant erheblich niedrigere Werte auf der Depressionsskala, mehr Elan, weniger Müdigkeit, weniger Verspannungen und weniger negative Gefühle wie Zorn und Ärger.

Kopfschmerzen sind vielen bekannt. Fast schon reflexhaft sage ich jemandem, der Kopfschmerzen hat: „Trink mal was!" In einer Studie sollten Kopfschmerzpatienten mit einer Flüssigkeitsaufnahme von weniger als 2,5 Liter pro Tag über drei Monate hinweg 1,5 Liter pro Tag zusätzlich trinken. In der „Wassergruppe" zeigte sich eine signifikante Verbesserung, es gab also deutlich weniger Kopfschmerzen bei denjenigen, die bisher weniger als 2,5 Liter getrunken hatten und nun zusätzliches Wasser tranken. Wie viele von Ihnen trinken 2,5 Liter am Tag? Geschweige denn vier Liter? Man stelle sich nur mal vor, wie viel besser Beschwerden bei denjenigen würden, die nur den typischen einen Liter am Tag trinken!

Das amerikanische Institute of Medicine (IOM) gibt regelmäßig die offiziellen Dietary Reference Intakes (DRI) heraus. Die empfohlene Mindestmenge an Wasser pro Tag beträgt laut IOM für Frauen 2700 ml und für Männer 3700 ml pro Tag. Minimum! Das wäre auch meine Minimum-Empfehlung für Sie, aber darum geht es mir nicht! Sie machen nichts falsch, wenn Sie sich generell auf vier Liter pro Tag einpendeln, egal ob Mann oder Frau.

Ich möchte an der Stelle Obst und Gemüse als Wasserquelle vernachlässigen, weil es einfach zu umständlich ist, den Wassergehalt einer Tomate oder einer Gurke zu ermitteln. Es ist toll, wenn Sie sie essen, dann haben Sie zusätzlich Wasser, aber bitte kalkulieren Sie es nicht mit ein. Halten Sie sich an die vier Liter pro Tag, oder wenn Sie es ein bisschen genauer möchten, an meine „Formel" 50 ml Wasser pro Kilogramm Körpergewicht und Tag. An Sporttagen oder heißen Tagen auch gern 60 ml pro Kilogrammkörpergewicht pro Tag. Denn pro Stunde Sport verliert der Körper 0,5–1 Liter Flüssigkeit. Leider schaffen das die wenigsten. Ernährungsstudien zeigen eindeutig, dass in der Bevölkerung durchweg eine erheblich zu geringe Wasseraufnahme vorliegt.

Und weil ich weiß, dass jetzt wieder viele mit durch die Medien verzerrten Tatsachen ankommen und fragen: „Ist denn zu viel Wasser nicht schädlich?": Ja, man kann tatsächlich auch zu viel Wasser trinken. Es gibt Fälle, wo zu hohe Trinkmengen in kurzer Zeit gefährlich werden können. Hyperhydratation nennt man das. Es kann hierbei zu einer gefährlichen sogenannten Hyponatriämie kommen: Das Natrium im Körper sinkt dann auf unter

135 mmol/l, das bedeutet, dass das Natrium im Blut durch Wasser extrem verdünnt ist. Das kann in schweren Fällen sogar ein Hirnödem auslösen. Auch sind hier schon Todesfälle beschrieben worden, z. B. bei Trinkwettkämpfen mit fünf Liter Wasser auf ex oder bei Marathonläufern in großer Hitze.

Gerade Ausdauerathleten verlieren mit dem Schweiß viel Natrium. Wenn dann noch exzessive Trinkmengen mit meist hypotonem Wasser, also zu wenig Natrium an den Trinkstationen dazukommen, kann die Kombination von extremen Schweiß-/Natriumverlusten und starker Verdünnung des Blutes durch große Mengen hypotonen Wassers zu der gefährlichen Hyponatriämie führen. Aber das sind Extremsituationen. Als normaler Mensch kommt man nicht so schnell in diese Situationen. Also bitte keine Angst vor Wasser! Außerdem kann man gegen den Natriumverlust etwas tun – ganz einfach: Natrium zuführen. 1–2 g Natriumchlorid (Kochsalz), also einen kleinen Teelöffel voll, in die 1-Liter-Wasserflasche, fertig. Und genau das hilft auch extrem gut gegen Kopfschmerzen: einen halben Liter Wasser, eine Prise Kochsalz. Einfach mal ausprobieren!

Zum Glück ist die Hyponatriämie extrem selten und Todesfälle dadurch noch seltener. Die gehen dann in den Medien als Sensationsnachrichten um die Welt (Tod bei Trinkwettbewerb, Tod eines Ultra-Marathonläufers). Einzelfälle, aber eben medienwirksam. Im Gegensatz dazu sterben weltweit täglich 10.000 Menschen (häufig Kinder, da diese schneller dehydrieren), weil sie keinen Zugang zu sauberem Trinkwasser haben. Das sind 3,6 Millionen Tote pro Jahr durch Wassermangel. Darüber wird seltener berichtet als über spektakuläre Einzelfälle einer sogenannten Wasservergiftung – Medien verzerren eben oft den Blick auf das Wesentliche. Wasser ist unsere Lebensgrundlage. Und wir haben hier das große Glück, davon ausreichend zu haben.

PS: Wichtig ist sicherlich auch die Art des Wassers. Das Beste wäre eine isotone Flüssigkeit, also eine, die den gleichen osmotischen Druck wie unser Blut hat. Der Natriumgehalt der meisten Wassersorten, besonders von Leitungswasser und vielen natriumarmen Mineralwässern, beträgt häufig nur 50 mg. Isoton wäre eine 0,9 %-NaCl-Lösung, sprich 9 g Natriumchlorid (Kochsalz) auf einen Liter Wasser. Vorsicht: Es schmeckt nicht gerade gut, kann auch mal Durchfall auslösen und bei empfindlichen Menschen eine Blutdruckerhöhung auslösen. Auch sind viele Menschen mit Natrium mehr als gut versorgt. Es reichen im Normalfall 1–2 g Kochsalz in einen Liter Wasser.

Soll man natriumarmes Wasser meiden?
Natriumarmes Wasser ist nur dann schlecht, wenn man einen Natriummangel hat. Für Sportler ist natriumarmes Wasser nicht empfehlenswert, für Couchpotatoes mit hohem Blutdruck und häufig zu hoher Natriumaufnahme durch Junkfood dagegen wird natriumarmes Wasser empfohlen. Leider werden bei solchen Empfehlungen wieder mal alle über einen Kamm geschoren. Sportler verlieren mit dem Schweiß ca. 1 g Natrium pro Liter Schweiß. Also sind 1–2 g Kochsalz pro Liter Wasser durchaus empfehlenswert, damit sind Sie in einem guten physiologischen Bereich – das heißt aber nicht, dass das schon isotonisch ist.

Sie sehen, ich bin geradezu ein Wasser-Junkie und ich habe mir vorgenommen, Sie auch zu einem zu machen! Probieren geht über Studieren, und wenn Sie es tun, dann werden Sie erleben, wie gut es Ihnen geht. Ich verspreche Ihnen nicht zu viel, wenn ich sage, es wird Sie begeistern.

Wofür brauchen wir die Faszien überhaupt?

Sie wissen nun, dass Bindegewebe aus Eiweiß und Wasser besteht. Das heißt, wir brauchen beides, damit dieses Gewebe ordentlich arbeiten kann. Es ist wie im wahren Leben: Sie können Ihren Beruf auch nur ausüben, wenn man Ihnen die passenden Utensilien bereitstellt. Genauso verhält es sich mit den Faszien, dem Wasser und dem Eiweiß.

Aber was ist eigentlich die Aufgabe dieses Gewebes? Ich sage es mal ganz platt: Wäre es nicht da, dann wären wir ein einziger Zellhaufen und ein aufrechter Gang wäre nicht möglich. Faszien umschließen und verbinden alle Körperzellen miteinander. Dadurch verleihen sie dem gesamten Körper seinen Halt und seine Form.

Faszien umschließen Knochen, Knorpel, Organe, Bänder, Sehnen und Zellen. Sie sind überall. Sie sorgen nicht nur dafür, dass die Organe an ihrem Platz bleiben, sondern auch dafür, dass der Austausch von Nährstoffen und Abbauprodukten reibungslos funktioniert. Sie machen alle Bewegungen mit und können sich dehnen und zusammenziehen.

Man kann es kurz zusammenfassen. Faszien und Bindegewebe machen vier Dinge: Sie verpacken, schützen, halten und leiten. Im Englischen sind es die sogenannten vier Ps, die Anfang der 90er-Jahre von dem Osteopathen W. A. Kuchera definiert wurden, der dadurch deutlich gemacht hat, wie wichtig dieses Gewebe ist und welche Aufgaben es hat:

- Packaging (Verpacken)
- Protection (Schützen)
- Posture (Halten)
- Passageway (Leiten)

Ohne Zellstoffwechsel geht gar nichts

Unsere Zellen unterliegen einem regen Austausch von Flüssigkeit und Sauerstoff. Dabei muss ein reibungsloser Transport von Nährstoffen vonstattengehen. Wenn dieser nicht gewährleistet ist, kann das Gewebe nicht funktionieren und muss absterben. Ja, Sie haben richtig gelesen. Gewebe, Zellen, die nicht ordnungsgemäß mit Blut, Wasser und Sauerstoff versorgt werden können, sterben ab, ganz einfach.

Lassen Sie mich Ihnen ein einfaches, anschauliches Beispiel geben. Stellen Sie sich vor, Sie hätten unter Ihrer Haut einen seidenen Schlafanzug an. Einen ganz fein gewebten, der sich ganz weich an Ihren Körper schmiegt und alles mitmacht, alle Bewegungen, alle Anstrengungen und alles an Belastungen. Dieser Schlafanzug, ein anschauliches Bild für Ihre Faszien, macht nicht nur alles mit, sondern gibt Ihnen auch noch Halt und Sicherheit. Diesen Schlafanzug haben Sie immer an (wohlgemerkt unter der Haut). Jetzt stellen Sie sich vor, Sie sitzen den ganzen Tag mit diesem Schlafanzug auf einem Stuhl im Büro oder im Auto.

Frage: Wie sieht der Schlafanzug aus, wenn Sie aufstehen? Ich denke, das Bild wird deutlich: Er ist verknittert. Ein Glück, dass Sie ihn unter der Haut tragen und nicht darüber, es wäre nämlich kein erfreulicher Anblick. Sie mögen sich fragen, was denn dann so schlimm daran sein soll. Ich will es mal so formulieren: Ab und zu macht es sicherlich nichts aus, in einem verknitterten Schlafanzug herumzulaufen, aber mit dem Wissen, das Sie inzwischen haben, können Sie sich bestimmt vorstellen, dass der Nährstofftransport durch die Falten im Schlafanzug, also die Faszien, nicht mehr ganz so reibungslos geschieht und auch der Sauerstofftransport nicht mehr so einwandfrei funktioniert. Bedeutet im Klartext: Dauerhaft „verknitterte" Faszien unter der Haut zu tragen, heißt Absterben des Gewebes, und das macht sich im ersten Schritt über Verklebungen und Verspannungen bemerkbar.

In einem weiteren Schritt, wenn diese Verklebungen anhalten und weiter verhärten, bilden sich feste Knubbel, sogenannte Triggerpunkte, die bei Berührung schmerzen. Denn das verspannte Gewebe produziert durch die eingeschränkte Sauerstoff- und Nährstoffversorgung chemische Abbauprodukte, die sich im Gewebe sammeln, sich „verkapseln" und sich schließlich entzünden. Das sind die Verspannungen, von denen viele Menschen ein Lied zu singen wissen und die wahrscheinlich jeder von uns schon mal hatte oder vielleicht sogar in diesem Moment hat – eine Angelegenheit, die sehr schmerzhaft sein kann.

Meist denkt man dann, dass es „nur die Muskeln“ sind, die da wehtun. Aber weit gefehlt: Bei genauerer Betrachtung sehen wir, dass es sich um eine Verklebung der Faszien mit den Muskelfasern handelt. Diese Verklebung entzündet sich, weil der Zellstoffwechsel gestört ist. Und am Ende dieses Prozesses steht wie gesagt das Absterben des Gewebes.

Noch einmal zusammengefasst: Keine Bewegung im Gewebe bedeutet:

- kein Sauerstoff,
- kein Blut und somit
- keine Nährstoffe.

Um es noch deutlicher zu sagen: Dieser Zustand ist der Totenstarre sehr ähnlich, auch wenn sich das makaber anhört. Es ist fast der gleiche Prozess wie bei der Totenstarre – nur mit dem Unterschied, dass Sie gegen Verspannung, Verklebung und Entzündung etwas tun können.

Was müssen wir also tun? Sehr einfach: uns bewegen, Sauerstoff und Blut und somit Nährstoffe ins Gewebe bringen, und schon funktioniert der Zellstoffwechsel wieder. Mehr ist es nicht!

Aber auch nicht weniger. Leider ist es nämlich so, dass Ihre jahrelang gut gepflegten und gehüteten Verspannungen und Verklebungen von ein bisschen Bewegung von jetzt auf gleich nicht weggehen. Je nachdem, wie lange das Gewebe schon entzündet oder vielleicht sogar abgestorben ist, dauert dieser Prozess sehr lange. Das kann bei hartnäckigen Verklebungen und Verspannungen unter Umständen zwischen 300 und 500 Tagen dauern. Also: Gut Ding will Weile. Meinen Klienten sage ich immer: „Sie sind ja auch nicht erst heute Morgen damit aufgewacht“, denn in der Regel kommen Verspannungen, Verklebungen und Entzündungen nicht über Nacht. Dennoch: Auch wenn der „Rückbau“ länger dauert, ist es gut zu wissen, dass einer Heilung nichts im Wege steht, wenn es sich um die klassischen Entzündungen, Verklebungen und Verspannungen handelt.

Cellulite – wenig geliebt

Betrifft es Sie? Ich glaube schon. Das Thema sollte Männer wie Frauen gleichermaßen interessieren. Männer haben nämlich das gleiche Problem, auch wenn es immer so wirkt, als wären nur Frauen davon betroffen. Nur ist es so, dass Frauen sich meist stärker für ihren Körper und ihr Aussehen interessieren und Männern das Thema mehr oder weniger egal ist.

Cellulite, auch Orangenhaut genannt, ist keine Krankheit, um das mal vorweg ganz klar zu sagen. Oft hört man „Cellulitis“, damit aus der Endung „-is“ deutlich wird, dass es sich um eine krankhafte Veränderung der Haut bzw. des Bindegewebes handelt. Aber: Die Sache ist weder krankhaft noch eine Veränderung des Bindegewebes. Es handelt sich einfach nur um Fett- und Wassereinlagerungen in den Zellzwischenräumen, die deutlich werden, weil die Zellen ihre Spannkraft verlieren und dem Zell-Fett-Wasser-Gemisch nachgeben. Die Zellen haben einfach keine Kraft und keine Spannung mehr, das Fett-Wasser-Gemisch an Ort und Stelle zu halten.

Was bedeutet das nun? Wie Sie schon in den vorherigen Kapiteln gelesen haben, bestehen die Zellstrukturen aus Eiweißfasern und stellen Gewebestrukturen dar, die man trainieren kann! Wir können Zellen trainieren, wir können sie stärker, kräftiger, elastischer und flexibler machen. Nur durch Training und mit der richtigen Ernährung. Verabschieden Sie sich bitte von der Vorstellung „einmal Cellulite – immer Cellulite". Das stimmt nicht. Es ist nur eine Frage des Trainings und der richtigen Ernährung. Lassen Sie es gern auf einen Versuch ankommen. Ich beweise Ihnen, dass wir wesentliche Veränderungen in Ihrer Bindegewebsstruktur erreichen können!

Was wir leider nicht wieder wegbekommen, sind Bindegewebsrisse, die sogenannten Besenreiser oder Schwangerschaftsstreifen, wo die Haut samt Unterhaut und Bindegewebe gerissen ist. Das geht nicht mehr weg, wie ich aus leidvoller Selbsterfahrung sagen kann. Wenn Gewebe reißt und sich Narben bilden, dann ist da nichts mehr zu machen. Das ist wie mit einer Operationsnarbe. Die sieht man selbst dann, wenn sie gut genäht wurde, bei genauem Hinschauen doch.

Anders aber bei der Cellulite. Das sind keine Gewebsverletzungen, sondern nur geweitetes Zellgewebe. Fängt man an, es zu trainieren, und gibt man den Zellen genug Zeit für Regeneration und Neustrukturierung, dann kann man die Cellulite rückstandslos beseitigen. Glauben Sie mir, Sie werden auf diesem Weg Ihren Körper komplett verändern, auch wenn der Weg dahin ein sehr langer Prozess ist.

Das hat nichts mit Hokuspokus oder Wundercremes zu tun. Es gibt auch keinen Wundertrank oder etwas Ähnliches dafür. Es gibt „leider" nur Training, Ernährung und viel Flüssigkeit. Geben Sie Ihren Zellen Wasser! Trinken Sie, so viel Sie können, Sie werden sehen, es wird Ihnen helfen. Es gibt einen schönen Satz, da steckt so viel Wahrheit drin: „Der Körper speichert genau das, was Sie ihm vorenthalten!" Das bedeutet: Trinken Sie wenig, hält der Körper Körperwasser. Trinken Sie viel, schüttet er viel aus. Das Gleiche gilt für Fett! Essen Sie *kein* Fett, wird er Körperfett speichern! Das war schon immer so und wird auch immer so bleiben, denn es ist aus unserer Evolution heraus bedingt. Gab es, etwa im Winter, wenig zu essen, speicherte der Körper Fett. Gab es viel zu essen, hat der Körper es auch wieder verbrannt.

Ziel dieses Trainings muss und soll sein, die Zellen von dem Fett-Wasser-Gemisch zu befreien und, was noch viel wichtiger ist, den Zellen wieder die Spannkraft zu verleihen, das Gewebe zu halten. All das geht nur, wenn Sie richtig essen, trinken und sich bewegen. Ich werde Ihnen im Trainingsteil des Buches die Übungen zur Cellulite-Bekämpfung gesondert markieren, damit Sie wissen, welche speziell dafür geeignet sind. Auch im Online-Coaching bekommen Sie ein spezielles Anti-Cellulite-Programm angeboten. Eines möchte ich Ihnen jetzt schon mit auf den Weg geben: Es wird leider etwas wehtun, denn wir werden das Zell-Fett-Wasser-Gemisch mit „Gewalt" aus der Zelle pressen. Es ist wirklich wichtig, dass Sie ausreichend viel Wasser und Mineralien sowie gute Eiweiße bereitstellen, um Ihr Ziel zu erreichen.

Sie finden im Online-Coaching ein gesondertes Programm, das Sie auf dem Weg zur Beseitigung von Cellulite begleitet. Ich wünsche dabei viel Erfolg und gute Nerven. Es ist eine eher schmerzhafte Angelegenheit.

Das Bindegewebe als Leitungsnetz

Diese Überschrift hört sich komplex an, und sie ist es auch. Es geht aber auch recht einfach, daher bekommen Sie hier von mir die kurze Variante: Alles in unserem Körper wird über Ströme gesteuert. Wirklich alles. Sie kennen das vielleicht bzw. haben es schon mal gehört. Die Hirnströme steuern einfach alles in und um uns herum. Möglichweise kennen Sie das noch aus der Schule aus dem Physik- oder Chemie-Unterricht: Wenn es um Leitungsfähigkeit geht, ist Wasser ein superguter Leiter. Deshalb darf und sollte man sich bei Gewittern nicht in Gewässern aufhalten, da der Blitz von Wasser angezogen wird. Genauso sollte man vermeiden, sich in der Badewanne die Haare zu föhnen, denn das könnte genauso gefährlich werden.

Das Gleiche gilt für unseren Körper. Unser Bindegewebe dient dem Körper als Leitungsnetz und überträgt sämtliche Signale und Ströme. Wie Sie schon wissen, besteht unser Gewebe zu 70 Prozent aus intrazellulärem Wasser und bietet somit einen perfekten Leiter für alles. Ich möchte hier aber jetzt noch ein Stück weitergehen. Im Physik- oder Chemie-Unterricht hat man uns gezeigt, dass Wasser schon von allein toll leitet, aber wenn man ihm noch etwas zusetzt, leitet es noch mal so gut: Ich spreche von den sogenannten Elektrolyten. Unter Elektrolyten versteht man Salze und Mineralien. Darunter fallen insbesondere das gewöhnliche Kochsalz (es darf auch gern Meersalz sein) sowie Calcium und Magnesium, um nur mal die bekanntesten zu nennen. Für uns heißt das, wenn wir wollen, dass unser Gewebe und Körper optimal funktioniert, dann *müssen* wir dafür sorgen, dass ausreichend Flüssigkeit und ausreichend Elektrolyte vorhanden sind. Sonst können unsere „Ströme" nicht richtig fließen und unser Körper kann nicht richtig funktionieren. Mehr zu diesem Thema erfahren Sie im Kapitel „Mikronährstoffe" auf Seite 60.

Lassen Sie mich kurz das Wichtigste zusammenfassen:

- Wir wissen nun, dass das Bindegewebe für den Zellstoffwechsel verantwortlich ist. Wenn das Bindegewebe gestört ist, ist auch der Zellstoffwechsel gestört.
- Aber wir wissen auch: Durch gezielte und korrekte Bewegung und Aktivierung des Bindegewebes und der dazugehörigen Fasern/Faszien können wir den Zellstoffwechsel auch wieder anregen und reparieren.
- Außerdem wissen wir, dass Bindegewebe und Faszien sich trainieren lassen, ja sogar sehr gut auf dieses Training reagieren. Die richtige Belastung sorgt dafür, dass die betreffenden Stellen Nährstoffe und Wachstumsstoffe anfordern und auf die Belastung mit Wachstum reagieren. Dieser Punkt ist eine der wichtigsten Informationen, die ich nicht oft genug wiederholen kann: Der Körper verändert sich nur im positiven Sinne, wenn wir ihm die richtigen Baustoffe liefern, und das sind Proteine, also Eiweiß.

Wie Faszientraining Beschwerden lindert

Ich möchte Ihnen zwei sehr einfache Beispiele geben, die Ihnen bewusst machen sollen, was alles in Ihrem Körper abläuft, von dem wir es nicht vermuten. Im ersten Beispiel möchte ich Ihnen zeigen, was geschieht, wenn Sie stürzen und sich den Ellenbogen prellen. Ich glaube, das ist etwas, was sich jeder gut vorstellen kann.

Was geschieht also auf Zellebene, wenn wir stürzen und die Fasern ihrer Arbeit nachkommen? Das Erste, was geschieht, ist: Es schmerzt. Schmerz ist ein Signal für den Körper. Dadurch beginnt im Körper ein entscheidender Prozess. Die Nervenzellen melden den Schmerz ans Gehirn, das Gehirn empfindet Stress, der Körper produziert direkt Botenstoffe und sendet diese zur schmerzenden Stelle. Dort angekommen, sorgen diese Botenstoffe dafür, dass das Gewebe mit Wasser geflutet wird und den Ellenbogen anschwellen lässt. Gleichzeitig sorgen die Botenstoffe auch dafür, dass das Gewebe „einsteift“ und verklebt. Ein „menschlicher“ Gips entsteht. Eine tolle Funktion, die uns Mutter Natur mit auf den Weg gegeben hat.

Sie müssen sich vorstellen, vor 40.000 Jahren gab es noch keinen Gips. Aus diesem Grund musste der Körper Mechanismen entwickeln, die ihn vor größerem Schaden schützen. Diese Art des Gipses sorgt dafür, dass wir den Arm nicht mehr vollständig bewegen können, damit keine größeren Verletzungen entstehen können. Gleichzeitig enthalten diese Botenstoffe auch Reparaturanweisungen, um den Arm bzw. den Ellenbogen wieder zu reparieren. Das dauert, wie wir aus eigener Erfahrung wissen. Erfahrungsgemäß heilt eine leichte Prellung innerhalb von zwei Wochen und eine schwere Prellung oder Stauchung innerhalb von sechs bis acht Wochen. Wenn Sie bei Verletzungen Ihrem Körper die richtigen Reparatur-Materialien liefern, dann wird er jede Art von Verletzung viel schneller heilen: Proteine, Vitamine, Mineralien und Spurenelemente in ausreichend hoher Menge – und die Heilung vollzieht sich wesentlich rascher. Denken Sie bei Ihrer nächsten Verletzung daran! Es wird Ihnen nützen.

Der beschriebene Vorgang gilt für jede Art der Verletzung. Dieser Schutzmechanismus des Körpers ist voll automatisiert und nicht von Ihnen beeinflussbar. Sie können ihn weder an- noch ausschalten, das ist wichtig zu wissen. Leider laufen diese Prozesse nicht nur bei Verletzungen und Stürzen ab. Sie laufen immer ab, sobald der Körper Stress empfindet, denn Stress kann nicht nur auf der seelischen, sondern auch auf der körperlichen Ebene stattfinden. Deshalb möchte ich Ihnen kurz schildern, was im Körper und im Gewebe geschieht, wenn Sie gestresst sind. Es handelt sich um einen faszinierenden Mechanismus, der vielleicht ein paar Fragen beantwortet, die Sie schon lange beschäftigen.

Was Stress mit uns anstellt

Stress ist für uns ein Wort, das wir als negativ einordnen. Wir fühlen uns gestresst, mit anderen Worten, unter (An-)Spannung. Merken Sie etwas? Wir sind nicht nur im Kopf angespannt, sondern unser Körper spannt sich an, in jeder Faser, in jeder Zelle. Wenn wir Stress empfinden, entwickelt der Körper diesen Schutzmechanismus und zieht sich zusammen. Das gilt für alle Arten von Stress, egal ob körperlicher Stress oder seelischer, geistiger, emotionaler Stress. Ob auf der Arbeit, im Privatleben oder in der Liebe. Und Stress ist selten gut und erzeugt im Körper Spannungen.

Spannung hat nicht nur in der Elektrotechnik etwas mit Strömen zu tun. Das sollten Sie sich vor Augen halten. Wie Sie gerade gelesen haben, kann Spannung besser (ab-)fließen, wenn ausreichend Flüssigkeit und Elektrolyte vorhanden sind. Das bedeutet, dass Elektrolyte wie Magnesium, Natrium und Kalium spannungslösend sind. Sollten Sie oft gestresst sein, nutzen Sie gute Mineralien und Spurenelemente-Präparate und Sie werden sehen, Sie „ent-spannen" schneller, leichter und besser.

Ich möchte jetzt nicht zu sehr in die Details gehen, aber ich möchte Ihnen schon erklären, warum das so ist. Unsere Vorfahren lebten in der freien Natur und waren immer wieder Gefahren ausgesetzt. Man musste in freier Wildbahn immer „auf dem Sprung" sein, lebte mit der Angst vor Raubtieren und war permanent angespannt. Das war unter den damaligen Umständen auch nichts Schlechtes: Eine Faser unter Spannung zu halten, der sogenannten Vorspannung, sorgt dafür, dass sie beim „Auslösen" explosionsartig die Spannung freigibt und uns loskatapultiert und wir somit viel schneller fliehen können, wenn es sein muss.

Weil wir heute diese Mechanismen „eigentlich" nicht mehr brauchen, da wir ja nicht vor Raubtieren fliehen müssen, und diese Spannung sich nicht mehr immer wieder explosionsartig löst, „verspannen" wir immer mehr. Und ein permanent angespanntes Gewebe verklebt. Wenn dann die Abbauprodukte hinzukommen, die durch und wegen der Anspannung entstehen und durch mangelnde Bewegung nicht wegtransportiert werden, so verkleben wir immer mehr. Daraus entwickelt sich ein teuflischer (Schmerz-)Kreislauf, der sich in den folgenden Schritten darstellen lässt:

- Wir empfinden Stress.
- Das Gewebe zieht sich zusammen (meist an Nacken/Rücken/Bauch).
- Das unter Spannung stehende Gewebe lässt kaum bzw. wenig Sauerstoff durch, wodurch der Körper Abbauprodukte produziert.
- Durch mangelnde Bewegung und somit mangelnde Sauerstoffversorgung und fehlenden Abtransport der Abbauprodukte verklebt das betreffende Gewebe immer mehr.
- Das verklebte Gewebe stirbt ab und entwickelt sich zu Schmerzpunkten, den sogenannten Triggerpunkten.
- Die Triggerpunkte spannen ohne Unterlass und lösen immer wieder Schmerzen aus, die wiederum zu neuen Verspannungen führen und Stress auslösen. Der Kreislauf beginnt von Neuem.

Ich habe mit Absicht oben in der Aufzählung als verspanntes Gewebe ebenfalls den Bauch erwähnt. Denn den vergessen die meisten Menschen und Therapeuten bei der Behandlung von Stress und Verspannungen. Häufig leiden Menschen, die extrem gestresst sind, nicht nur unter Rückenbeschwerden, sondern haben auch noch Verdauungsprobleme. Darüber wird nur sehr selten gesprochen, da es ein intimes Thema und für viele sehr unangenehm ist. Nichtsdestotrotz zeigen die Zahlen der Apothekenverbände, dass Abführmittel und Verdauungsmittel zu den Top-10-Verkaufsschlagern in Apotheken zählen. Für mich liegt das ganz klar auf der Hand: Menschen empfinden extrem viel mehr Stress als früher, das Gewebe verspannt, und dazu gehören auch unsere Gedärme, und mangelnde Bewegung sorgt für schlechten Spannungs- und Nährstoffausgleich.

Die Lösung ist, wie schon vor Urzeiten, den Stress durch Bewegung abzubauen. Unsere Vorfahren mussten rennen und fliehen und haben so die „Spannungen" aus ihrem Körper gelassen und abgebaut. Gleichzeitig geschieht bei Bewegung noch ein wichtiger hormoneller Prozess, der Körper schüttet nämlich positive Hormone aus, die den Stresshormonen entgegenwirken und das Gewebe entspannen lassen. Das ist wichtig zu wissen. Jeder, der schon mal wandern oder joggen war und sich anschließend auf die Couch hat fallen lassen, kennt dieses wohlige Gefühl der Entspannung, und zwar nicht nur des Körpers, sondern auch des Geistes. Es ist die Macht der Bewegung!

Die Macht der Bewegung

Aristoteles hatte Recht, als er vor über 2300 Jahren sagte: Das Leben besteht in der Bewegung. Und ich möchte hinzufügen: Bewegung ist Leben. Bewegung ist einfach alles, ohne Bewegung ist alles nichts.

Wir wissen nun, wie unser Gewebe reagiert und warum es so reagiert. Dieses Wissen möchte ich nutzen und Ihnen zeigen, was Ihr Körper daraus macht und wie er davon profitieren kann.

Mein Ziel ist es, Ihnen bewusst zu machen, dass es so einfach sein kann, wenn man weiß, wieso – weshalb – warum. Wir sind leider nicht in der Sesamstraße, wobei ich mir das manchmal wirklich wünschte: eine Sesamstraße für Erwachsene. Denn wir verlernen zu fragen und zu hinterfragen und wir akzeptieren einfach viel zu schnell, was man uns vorkaut, gerade wenn es darum geht, etwas für sich zu tun und sich besser zu fühlen. Aber der Schlüssel für das eigene Wohlbefinden liegt in der Aktivität, in der Bewegung, nicht in der Passivität. Wenn wir das nicht verstehen und immer nur Ausreden dafür suchen und finden, nicht selbst aktiv zu werden und zu sein, dann ist es kein Wunder, dass sich an unserem Körper nichts ändert.

Leider ist es viel einfacher, sich vom Arzt eine Pille verschreiben zu lassen, als selbst die Dinge in die Hand zu nehmen. Die Pille vom Arzt erweitert unsere Komfortzone. Das Gute ist, dass Ärzte das mittlerweile erkennen und Bewegung verordnen. Darüber bin ich sehr froh! Jetzt müssen die Menschen nur noch erkennen, dass Bewegung keine Folter darstellt, sondern etwas Gutes ist und sogar Spaß machen kann! Genau das versuche ich mit Ihnen. Das werden Sie sehen und merken. Ich werde versuchen, Ihnen Spaß und Freude in und an der Bewegung zu vermitteln, und wenn Sie meine Videos und meine Kurse anschauen, werden Sie sehen, dass es vielleicht nicht immer angenehm ist, aber wir werden miteinander viel lachen, denn nur so wird das Training effektiv, und Sie freuen sich über jeden Tag.

Denken Sie immer dran: Wenn Sie etwas gern machen bzw. lieben, dann fragen Sie nicht danach, wie oft Sie es machen müssen, sondern Sie freuen sich über jedes Mal, wenn Sie es machen können und dürfen.

Lassen Sie uns nun nach den am häufigsten vorkommenden Beschwerden, ausgelöst durch schlecht versorgte Faszien, schauen.

Probieren Sie es aus!
Ich bin sehr gespannt, ob es mir gelingt, Sie von meinem Programm zu überzeugen und Ihnen den Spaß in den Alltag zu zaubern. Die Leser meines Rückenbuches sind und waren begeistert von meinem täglichen 5-Minuten-Training für den Rücken, weil es so einfach und so effektiv ist. Sehr viele Bewegungsmuffel haben mir geschrieben und sich bedankt für das tolle Training und waren selbst überrascht, dass sie als bekennende „Faulbären" auf einmal Spaß an Kursen und Training hatten.

Gegen diese Beschwerden hilft Faszientraining

Wir haben nun das Grundwissen über das Thema Bindegewebe und wissen, dass es mehr macht als nur da zu sein und dass es für Zellstoffwechsel, Nährstoffaufnahme und -transport zuständig ist. Es ist trotz seiner vielen tollen Eigenschaften und Funktionen ein sehr fragiles Gewebe, das wir durch falsche Verhaltens- und Bewegungsmuster extrem einschränken und im schlimmsten Fall auch dauerhaft schädigen können. In vielen Fällen ist es uns gar nicht bewusst, wie sehr wir uns schaden. Es ist uns auch oft nicht bewusst, dass die Beschwerden oder die Schmerzen, die wir gerade jetzt in diesem Moment haben, durch das Bindegewebe und unsere Verhaltensmuster ausgelöst und bedingt sind. Ich habe es bereits erwähnt: Vieles liegt in der Vergangenheit, und wir spüren die Ausläufer erst viel später. Damit fehlt uns der direkte Bezug dazu und wir suchen an der falschen Stelle.

Ich kann Ihnen sagen, seitdem ich selbst dieses Training mache und weiß, wie wichtig diese ganzen Einflussfaktoren sind und ich sie einfach beherzige, bin ich komplett schmerzbefreit. Mein Stand, mein Gang, meine ganze Haltung und mein Auftreten haben sich komplett verändert und ich bin total tiefenentspannt. Das Interessante ist, dass mir das viele Menschen sagen, die mir begegnen und mit denen ich zu tun habe. Mein Körper ist wesentlich lockerer und gelöster geworden, und es scheint, als würden äußere Einwirkungen einfach abprallen. Glauben Sie mir: Wenn mir das vor ein paar Jahren jemand erzählt hätte, dass man durch Bindegewebstraining diesen Zustand erreicht, hätte ich ihn ausgelacht und gesagt: „Niemals!“ Heute, nach langem Studium, vielen Experimenten und Versuchen, weiß ich es. Heute kann ich Ihnen sagen, jeder, und damit meine ich absolut jeder Mensch, ist in der Lage, dieses Gefühl und diesen Zustand zu erreichen. Sie müssen dafür weder ein Yogi werden noch meditieren. Es ist reine Wissenschaft.

Lassen Sie sich einfach von mir überzeugen und versuchen Sie gleich mal ein paar Übungen mit mir. Sie werden einen sofortigen Effekt spüren. Nicht erst später, nein, sofort. Aber bitte lesen Sie erst weiter oder machen Sie das erste Video aus dem Online-Coaching. Das wird Sie überzeugen, versprochen!

Im Folgenden möchte ich Ihnen zeigen, welche Schwierigkeiten Faszien und Bindegewebe machen (können), und Ihnen die häufigsten Problemstellen im und am Körper zeigen, dazu die Ursachen erklären und mögliche Wege daraus aufzeigen. Wie gesagt, die meisten Beschwerden, die ein Mensch erleiden kann, kommen aus Bewegungsmangel und falscher Nährstoffzufuhr. Unsere Stichworte: Bewegung, Sauerstoff und Flüssigkeit. Dabei reicht es aber nicht aus, sich irgendwie zu bewegen, irgend*etwas* zu essen und irgend*etwas* zu trinken. Es kommt sehr auf das Was und Wieviel an. Zwei Beschwerden kommen sehr häufig bei Westeuropäern vor: Kopfschmerzen und Rückenschmerzen. Die gute Nachricht ist: Beides können Sie auch wieder loswerden. Schauen wir uns zunächst die Kopfschmerzen näher an.

Kopf und Nacken

Viele denken, Kopfschmerzen sind Schmerzen im Kopf und im Hirn. Weit gefehlt. Das Gehirn kann keine Schmerzen empfinden, sonst wären z. B. Operationen am Gehirn bei vollem Bewusstsein nicht möglich. Wir merken uns: Das Gehirn selbst hat keine Schmerzrezeptoren. Das lässt nur einen Schluss zu: Die Schmerzen müssen oberflächlicher Natur sein. Was ist direkt auf der Schädeloberfläche? Gewebe! Bindegewebe und Muskeln. Wenn diese verkrampfen und dort der Nähr- und Sauerstofftransport gestört ist, dann erzeugt das die (Kopf-)Schmerzen.

Die meisten Kopfschmerzen lassen sich auf zu wenig Flüssigkeit und in den meisten Fällen auch noch auf die falsche Flüssigkeit zurückführen. Machen Sie den Versuch. Wenn Sie merken, dass Sie Kopfschmerzen bekommen, trinken Sie einen halben Liter Wasser mit einem Teelöffel Salz. „Salz?“, werden Sie fragen. Ja, Salz! Denken Sie an die Elektrolyte. Die bekommen Sie am besten durch das Trinken von Salz. Warten Sie ein paar Minuten und massieren Sie anschließend leicht, ganz leicht mit den Fingerspitzen Ihren Kopf, als würden Sie Shampoo auf Ihrem Kopf verteilen. Dabei verteilen Sie aber kein Shampoo, sondern Sie verteilen die eben getrunkene Flüssigkeit. Sie werden sehen, es wird Ihnen sehr schnell besser gehen! Kopfschmerzen sind etwas, das man gut und schnell in den Griff bekommen kann, wenn es sich um oberflächliche Schmerzen direkt auf dem Kopf handelt.

Merken Sie dagegen, dass die Schmerzen aus dem Nacken ziehen, dann wissen Sie, es ist ein faszial-muskuläres Problem. Ich sage mit Absicht nicht, dass es sich um Spannungskopfschmerzen handelt und dass es um Verspannungen geht. Machen Sie sich bewusst, es handelt sich immer um das Gleiche: Verspannungen sind verklebte Faszien und Muskeln. Das bekommen Sie mit Flüssigkeit und gezielter Bewegung in den Griff. Dabei meine ich jetzt nicht, dass Sie große Übungen machen müssen. Das Gewebe mit Flüssigkeit durchfluten, es anschließend durchbewegen und bei Bedarf auch eine leichte Massage sind angebracht. Eine leichte Druckpunktmassage des Nackens, die Sie problemlos selbst durchführen können, ist hier die beste Methode, um das Gewebe wieder weich zu machen. Denken Sie nur bitte an die Flüssigkeit, denn Gewebe wird nur wieder weich und locker mit ausreichend Flüssigkeit.

Dabei ist darauf zu achten, wenn Gewebe schon mal verklebt ist, dann heißt das, es ist trockengelaufen. Das kann also ein paar Liter (Wasser!) dauern, bis es wieder gängig ist und Sie den Effekt spüren. Leider ist genau das der meistgemachte

Fehler. Menschen lassen sich massieren oder massieren sich selbst, bewegen sich, machen Übungen und Kurse, aber dem Körper fehlt einfach die Flüssigkeit, um das entsprechende Gewebe zu durchfluten und die gewünschte Reaktion zu zeigen. Nicht selten ist man zwar kurz nach der Massage oder nach einer Übungseinheit locker und gelöst, aber das ist meist nur von kurzer Dauer. Der Körper zieht sich schnell wieder zurück, und durch die unzureichende oder fehlende Flüssigkeit im Körper verklebt das gerade „befreite" Gewebe wieder. Ein Teufelskreis, der unnötig ist und sehr leicht verhindert werden kann. Man muss nur wissen, was Sie jetzt wissen, nämlich, dass Sie vor der Bewegung den Körper fluten müssen!

Hinzu kommt unser Blut, das durch Flüssigkeit dünn und fließfähig bleibt. Vergessen Sie nicht, 60 Prozent Ihres Körpergewichts bestehen aus Wasser, und davon brauchen Ihr Bindegewebe, Ihre Zellen 70 Prozent, damit dort der Nährstoff- und Sauerstofftransport reibungslos funktioniert.

Mein Tipp also: Drei bis vier Liter Flüssigkeit (Wasser) pro Tag, gerechnet ohne Kaffee und Softdrinks. Ein einfaches, gut mineralisiertes Wasser! Ich weiß sehr wohl, wie Sie jetzt schauen. Ich weiß auch, dass Sie sich gerade fragen, kann das sein? Ist es wirklich so einfach? Ich sage Ihnen was: Probieren Sie es einfach aus. Wasser hat keine Nebenwirkungen. Nun ... nicht ganz. Sie müssen einfach viel auf Toilette. Das ständige Auf-die-Toilette-Gehen nervt anfangs schon sehr, auch ich war reichlich genervt. Aber ich kann Ihnen sagen, es wird weniger, und die Übung macht's: Der Körper trainiert die Blase und die Gänge werden weniger, glauben Sie mir.

Wasser, Wasser, Wasser

Was Sie sich immer wieder bewusst machen sollten, ist die Tatsache, dass der Körper sehr viel Wasser braucht. Wie Sie wissen, bin ich der Meinung, dass es mehr als die landläufigen zwei Liter sein müssen, Kaffee und Softdrinks nicht mitgerechnet, denn beides entwässert und entzieht dem Körper Mineralien.

Denken Sie allein an die Verdauung, die schon allein extrem viel Flüssigkeit „zieht", um überhaupt unsere Nahrung zu verstoffwechseln und aufzuspalten. Dazu braucht unser Lymphsystem, also der Reinigungsmechanismus des Körpers, unser Wasserkreislauf, eine ganze Menge Flüssigkeit, um Schadstoffe und Abbauprodukte des Körpers rauszuspülen und auszuschwemmen.

Versuchen Sie es einfach. Sie werden sehen, es wird Ihnen in kurzer Zeit wesentlich besser gehen und Sie werden nicht wissen warum. Ihr Körper braucht einfach viel Flüssigkeit. Wir geben sie ihm einfach nur nicht, weil wir nicht ständig auf Toilette gehen wollen. Was ich ja tendenziell verstehen kann. Aber lassen Sie es auf einen Versuch ankommen. Es kann Ihnen nichts passieren, und ich verspreche Ihnen, es wird Sie begeistern!

Es ist nicht einfach, von jetzt auf gleich seine Flüssigkeitsaufnahme zu steigern, insbesondere, wenn man sich, wie viele Frauen, das Trinken sukzessive abgewöhnt hat, weil man es als unangenehm empfindet und vielleicht durch Geburten oder altersbedingt der Beckenboden nachgelassen hat. Sie werden aber sehen, das trainiert den Beckenboden und es hilft! Fangen Sie langsam an, sich auf die vier Liter hochzuarbeiten. Trinken Sie einfach täglich ein Glas mehr und erhöhen Sie kontinuierlich die Menge. Was ich Ihnen als Erstes empfehlen möchte, wenn Sie es ausprobieren wollen, ist, ca. 30 bis 45 Minuten vor sportlicher Betätigung ein bis zwei Gläser Wasser zu sich zu nehmen. Sie werden definitiv einen Unterschied spüren. Das Trinken während des Sports ist nicht schlecht, nützt aber nicht direkt etwas, sondern sorgt nur für die Thermoregulation, das heißt, es schützt den Körper vor Überhitzung.

Mir ist es wichtig, Ihnen immer wieder die Rolle des Wassers und der Flüssigkeit bewusst zu machen. Nicht, dass Sie leicht und locker anfangen zu trainieren und dann nicht den beschriebenen Effekt haben und das Programm oder die gegebenen Hinweise in Frage stellen. Das wäre schade.

Wann haben Sie genug getrunken?
Ob Sie genug trinken, sagt Ihnen Ihr Urin! Die Farbe und der Geruch Ihres Urins lassen einen guten Rückschluss auf Ihre Flüssigkeitsversorgung zu. Solange Ihr Urin eine Farbe und einen Geruch hat, solange wissen Sie, dass Sie zu wenig trinken. Keine Sorge, ich sage nicht, dass Sie daran riechen sollen, aber ein Blick in die Toilette reicht meist schon aus. Glasklar und geruchsfrei wäre absolut top und zeugt von ausreichender und guter Flüssigkeitszufuhr und einem guten Stoffwechselvorgang.

Gehen wir Schritt für Schritt weiter im Körper nach unten und durchleuchten wir weitere häufig vorkommende Beschwerden. Arbeiten Sie im Büro? Sitzen Sie den ganzen Tag vorm Computer, die Maus in der Hand? Dann könnte dieser Abschnitt von großem Interesse für Sie sein. Er ist nicht nur interessant für Sie, wenn Sie bereits Probleme haben, sondern auch, um sie zu vermeiden. Denn wenn Sie wissen, woher sie kommen können, dann können Sie auch verhindern, dass es überhaupt so weit kommt.

Schulter und Arme

Zu einem Schulter-Arm-Syndrom, wie ich es nenne, das sich bis zu einem Karpaltunnelsyndrom ausweiten kann, kommt es, wenn Sie nicht auf Ihre Schulter aufpassen. Hört sich komisch an, ich weiß, aber es ist so. Die Schulter ist in meinen Augen das meistunterschätzte Gelenk in unserem Körper. Es ist das einzige Gelenk in unserem Körper, das eine 360-Grad-Umdrehung mitmacht. Machen Sie sich das mal bewusst. Und was machen wir daraus? Wann nutzen wir diese 360 Grad? Ich glaube, der Punkt wird schnell klar. Wenn man etwas nicht so nutzt, wie es vorgesehen ist, dann kann es seinen vollen Nutzen weder entfalten noch behalten. Und genau das geschieht bei der Schulter. Dadurch, dass wir die Schulter nicht ihrem natürlichen Gebrauchsmuster entsprechend verwenden, verliert sie ihre volle Funktionalität. Jetzt könnten Sie denken: „Naja, wann pflücke ich mir schon mal einen Apfel vom Baum?“ So könnte man es sehen, wenn an der Schulter nicht am einen Ende der Arm und auf der anderen Seite der Nacken hängen würde. Verliert die Schulter an Funktionalität, dann verlieren auch der Nacken und die Arme an Funktionalität.

Jeder, der Schulterschmerzen hat, weiß, dass das kein Spaß ist und dass ohne die Schulter die Nutzung des Armes fast unmöglich ist. Deshalb kann ich es einfach nicht verstehen, wie die meisten Menschen das alles einfach abtun. Wie bei allem im Leben ist es nämlich auch hier so: Das, was man nicht nutzt, das rostet ein. Leider ist in diesem Fall das „Einrosten“ wieder das Verkleben von Faszien, Muskeln, Bändern, Sehnen und Nerven zu einem Klumpen. Dieser verklebte Einheitsbrei entzündet sich und sorgt dafür, dass wir die Schulter schmerzbedingt immer weniger einsetzen. Das führt dazu, dass sich diese Entzündung in der Schulter immer weiter die Nervenbahn runterzieht und über die lange Bizepssehne den Ellenbogen erreicht und dort eine weitere Sehnenscheidenentzündung auslöst. Wird man dann immer noch nicht aktiv und tut etwas dagegen, schreitet die Entzündung im Arm immer weiter fort und kommt im Karpaltunnel der Hand und im Daumensattelgelenk an. Alles keine schöne Vorstellung, und wer darunter leidet, weiß, dass die Sache eine sehr schmerzhafte und langwierige Angelegenheit ist.

Hier gibt es eine schnelle, aber leider nur kurze Hilfe. Arztbesuch, Spritze und damit sechs bis acht Wochen Ruhe. Sollte man die Zeit nicht nutzen, um das Gewebe beweglich und gängig zu machen, kommt es wieder. Möchte man den Schmerz oder die Beschwerden aber dauerhaft loswerden, dann hilft nur kontinuierliches Bewegen.

Der große Naturforscher Sir Isaac Newton (1643–1727) hat unsere Welt sehr klar und deutlich beschrieben und drei elementare Bewegungsgesetze aufgestellt, die, wenn man sie hört, nur für Mathematik und Physik zu gelten scheinen. Lassen Sie mich Ihnen sagen, sie gelten auch für Sie und Ihren Körper! Als ich das herausgefunden habe, war ich absolut fasziniert und absolut überzeugt davon. Newton stellt Folgendes in seinem dritten Gesetz auf: Egal wo eine Kraft wirkt, muss eine entsprechend gleich große Gegenkraft wirken. Sonst wäre die Welt nicht so, wie sie ist, und Dinge, die eine Beschleunigung in eine bestimmte Richtung erfahren, würden ewig weiter in diese Richtung fahren oder fliegen.

Was hat das jetzt mit Ihrem Körper zu tun? Insbesondere mit Ihrer Schulter, Ihrem Rücken, Ihrem Nacken? Ganz einfach: Durch das permanente Arbeiten nach vorn entstehen Kräfte, die uns nach vorn ziehen. Da alles laut Newton im Ausgleich sein muss, muss es irgendwo eine Kraft geben, die uns nach hinten zieht. Und ja, die gibt es. Unsere Schulter und unsere Brust verkürzen sich nach vorne, und in unserem oberen Rücken entsteht ein Gegenzug und somit eine Gegenkraft. Dadurch dass diese Kraft im oberen Rücken und insbesondere zwischen den Schulterblättern und im Nacken wirkt, werden die entsprechenden Muskeln dauerhaft überlastet und verkleben mit der Zeit. Das sind die bekanntesten Verspannungen, die (fast) jeder Mensch kennt und hat. Und jeder bringt diese Verspannungen und Knubbel mit Rückenproblemen in Verbindung. Dabei handelt es sich „nur“ um ein Newtonsches Gesetz: Kraft = Gegenkraft bzw. actio = reactio. Wollen Sie wissen, wie Sie das in den Griff bekommen? Nehmen Sie die Kraft einfach vorne weg, dann werden Sie sofort merken, wie es sich hinten löst! Sofort! Unbeschreiblich. Kein Hokuspokus, keine Hexerei, nur Newton und sein Gesetz, reine Physik! Also was müssen Sie tun? Sie müssen die Spannung aus den Muskeln nehmen und die Verkürzungen beseitigen. Dann lösen sich nicht nur Ihre Verspannungen zwischen den Schulterblättern und im Nacken, sondern es lösen sich auch die Schmerzen im Ellenbogen und in der Hand auf.

Haben Sie dort noch keine Probleme, können und sollten Sie trotzdem dafür sorgen, dass sich dieses Gewebe nicht verklebt und locker bleibt. Damit verhindern Sie Verspannungen und Entzündungen. Das gilt übrigens für alle Muskeln und alle Beschwerden. Suchen Sie nicht nach den Beschwerden selbst, suchen Sie nach dem Auslöser, denn der steckt meist unvermutet auf der anderen, der gegenüberliegenden Seite.

Verrückt, oder? Deshalb ist es manchmal komisch, obwohl man Schmerzen im Rücken hat, die Brust zu trainieren oder den Bauch. Also wenn Ihnen in diesem Buch manchmal etwas spanisch vorkommt und Sie sich fragen, wie soll mir das helfen, machen Sie es einfach und spüren Sie es selbst. Sie werden sehen: Wenn man mal vorne zieht, dann löst sich hinten etwas.

Der Rücken

Der untere Rücken gehört mit zu den größten Problemzonen des menschlichen Körpers. Das liegt eindeutig an unserer eingeschränkten Beweglichkeit und unserem Lebensstil. Unsere Beschwerden sind hausgemacht – auch wenn man es nicht wahrhaben möchte: Es ist alles eine Frage der Bewegung und der Kontinuität, also der Übung. Die Probleme des Lendenwirbelsäulenbereichs sind auf unsere sitzende Lebensweise zurückzuführen, denn wir sitzen tatsächlich den ganzen Tag oder zumindest große Teile davon. Was geschieht dabei? Unsere Hüft- und Bauchmuskeln verkürzen und verkümmern. Und da kommt wieder Sir Isaac Newton ins Spiel. Verkürzte Hüft- und Bauchmuskeln üben nämlich wieder eine (Zug-)Kraft aus. Überlegen Sie bitte selbst: Wo ist die entgegengesetzte Kraft? Na? Ja, genau: Da, wo es wehtut, im unteren Rücken. Faszinierend, oder? Und was bedeutet das nun? Dehnen Sie diese Muskeln auf, nehmen Sie diese Spannung weg, und Sie werden eine tolle Entspannung und Erlösung im unteren Rücken erleben!

Das dritte Newtonsche Gesetz besagt auch, dass die Summe alle Kräfte in einem geschlossenen System Null sein müssen. Auch unser Körper ist ein geschlossenes System und die Summe all seiner Kräfte ist Null. Warum? Weil wir uns sonst ständig in irgendeine Richtung bewegen würden. Aus diesem Wissen, dass unser System in Ruhe Null ergibt, ergibt sich für mich, dass alle Dysbalancen im Körper, die wir uns antrainieren, von anderen Muskeln ausge-

Mehr als ein Rolls Royce

Nehmen Sie es mir bitte nicht krumm, wenn ich so direkt bin, aber ich garantiere Ihnen: Wenn ich Ihnen einen Rolls Royce schenken würde, dann würden Sie sich mit Sicherheit die Mühe machen, erst die Bedienungsanleitung zu lesen, damit nichts schiefgeht und Ihnen das gute Stück möglichst lang erhalten bleibt. Jetzt stellen Sie sich einfach vor, Ihr Körper hat einen Wert von 20 Rolls Royces. Auf ein solches Wunderwerk muss man achten und aufpassen, was man mit ihm anstellt. Er ist so fragil und zerbrechlich und so extrem wertvoll. Ihr Körper ist unbezahlbar, machen Sie sich das bitte bewusst.

glichen werden müssen. Das bedeutet, wenn wir nicht ausgewogen trainieren und für ein symmetrisches Körperbild und einen guten Tonus sorgen, werden wir über kurz oder lang keine Freude mehr an unserem Körper haben.

Bleiben wir noch einen Moment bei einer der wesentlichen Schwachstellen unseres Körpers, der Mittelpartie. Diese wird uns immer wieder Beschwerden und Schmerzen bereiten, wenn wir nicht darauf achten. Warum ist das so? Einmal deswegen, weil wir, wie schon gesagt, zu viel sitzen und uns zu wenig bewegen. Aber es gibt noch einen anderen Grund: Direkt in der Körpermitte wirken die größten Kräfte. Hier herrschen Zugkräfte nach vorn, nach hinten und nach unten. Dafür hat uns Mutter Natur mit Wahnsinnsmuskeln ausgestattet. Ja, auch Sie haben die! Das können Sie mir ruhig glauben, denn, wenn diese Muskeln nicht da wären, würden Sie einfach in der Mitte zusammenklappen und überhaupt nicht aufrecht gehen oder stehen können.

Wie funktioniert das genau? Der Oberkörper wird durch den sogenannten Hüftbeuger mit dem Unterkörper verbunden. Dieser ist in meinen Augen der stärkste Muskel, den wir haben (darüber, welches tatsächlich der stärkste Muskel ist, streitet sich die Wissenschaft). Er ist nur, wie die meisten Muskeln, nicht sichtbar. Sie können ihn nicht wirklich gut sehen, so wie etwa den Bizeps, den Sie sicht- und fühlbar anspannen können. Sie merken den Hüftbeuger nur, wenn er Probleme bereitet.

Der Hüftbeuger ist für sehr vieles verantwortlich. Wie schon erwähnt, verkürzt er die Bauchmuskulatur. Bitte erschrecken Sie nicht, wenn Sie später die Übungen für diesen Bereich sehen, sondern vertrauen Sie mir einfach. Wir werden hier nämlich viel im sogenannten „Hohlkreuz" arbeiten. Das ist nicht gefährlich und wird Ihnen nicht schaden, wenn Sie meiner Anleitung im Buch und in den Videos folgen. Ich kann Ihnen aber hier und jetzt schon sagen, dass Sie mich dafür nicht lieben werden, denn es wird sehr unangenehm und kein Spaß werden, aber das Ergebnis wird Sie entschädigen. Warten Sie es ab und haben Sie noch ein bisschen Geduld, Sie werden es lieben. Ich verspreche Ihnen, Sie haben sich noch nie so locker und geschmeidig gefühlt wie nach diesen Übungen für den unteren Rücken und den Hüftbeuger.

Wir fassen zusammen: Der verkürzte Hüftbeugemuskel und verkürzte Bauchmuskeln (wenn sie denn vorhanden sind) sind durch unseren sitzenden Lebensstil die Übeltäter für Beschwerden im unteren Rücken und vor allem verantwortlich für die Hüftsteifigkeit bei Männern.

Beine und Knie

Kommen wir zu den Beinen. Jetzt könnte man ja denken, die machen bestimmt keine Probleme, weil sie viel in Bewegung und sehr aktiv sind. Leider weit gefehlt. Gerade die Bizepse am Bein, also die hinteren Oberschenkel, verkürzen extrem schnell und stark. Das liegt ebenfalls am vielen Sitzen und mangelnder Dehnung der Extremitäten.

Machen Sie einen einfachen Test: Stellen Sie sich hüftbreit hin, strecken Sie die Beine durch und bücken Sie sich nach vorne, als wollten Sie etwas aufheben. Sie dürfen Ihren Rücken dabei ruhig rund machen. Tun Sie das einfach mal und achten Sie dabei auf Ihre hinteren Oberschenkel: Sollten sie auf dem Weg nach unten nicht ziehen und Sie mit den Fingern bis zum Boden kommen, dann ist alles gut. Ich fürchte aber, dass es bei vielen Lesern ziehen wird. Das ist nicht schlimm, es ist ganz normal. Auch bei mir schmerzt und zieht das, ich bin schließlich keine Ballerina. Und das macht auch gar nichts, Sie sollten es nur wahrnehmen und wissen, dass dieser Muskel, den Sie da spüren, durch seine Verkürzung für ganz viele Probleme im Rücken und der Hüfte verantwortlich ist. Auch hier verkleben die Muskeln wieder mit dem Bindegewebe, und das, weil wir den ganzen Tag darauf sitzen. (Ich erspare mir jetzt, etwas zum Po zu sagen, denn wir sind uns sicher einig, dass das Bindegewebe einfach verkleben muss, wenn man den ganzen Tag darauf sitzt.)

Schauen wir, was es an den Oberschenkeln noch für Muskeln gibt. Der Quadrizeps, also der vordere Bereich des Oberschenkels, ist sehr aktiv. Da haben wir sehr wenige Probleme. Probleme kommen eher am seitlichen Oberschenkel vor. Den sollten Sie sich merken, wenn Sie Schmerzen und Probleme in der Hüfte haben. Ich kann Ihnen ankündigen, dass dieser Sie in den Übungen noch sehr quälen wird: Das Bindegewebe ist gerade an den seitlichen Oberschenkeln sehr empfindlich und sehr schmerzhaft. Aber keine Angst, wir bekommen das in den Griff!

Nicht nur Probleme in der Hüfte zeichnen hierfür verantwortlich, sondern leider auch Probleme im Kniegelenk: Das Knie wird nicht nur durch verklebte und verkürzte Fasern im Oberschenkel massiv beeinflusst, sondern auch durch die Wadenmuskulatur. Nicht weniger häufig als Männer leiden Frauen unter Knieproblemen. Das ist sehr einfach zu erklären: Hohe Schuhe haben einen direkten Einfluss auf die Wadenmuskulatur, die dann verkürzt – je höher der Absatz, desto stärker. Und wir wissen ja, was geschieht, wenn Muskeln verkürzen: Sie werden dicker, der Platz im Körper wird weniger, Muskeln und Faszien verkleben und entzünden sich, der Sauerstofftransport funktioniert nicht, und schon haben wir eine nette Entzündung, die bis ins Knie hineinreicht. Das heißt zum Glück nicht, dass Sie nun Ihre Stilettos wegwerfen müssen, aber Sie sollten Ihre Waden- und Fußmuskulatur häufiger bzw. regelmäßiger dehnen.

Die Füße

Kommen wir zu meinem Lieblingsthema. Ich lege Ihnen ans Herz, sich mein Buch über den Rücken zu besorgen. Da werden Sie sehen, welche im wahrsten Sinne tragende Rolle Ihre Füße in Ihrem Leben spielen und wie sehr sie gleichzeitig von uns vernachlässigt werden. Ich vermute, das liegt daran, dass sie nicht direkt in unserem Blickfeld liegen. Sie sind einfach da und sie funktionieren. Ja, das tun sie, sehr lange sogar und auch sehr gut. Nur, wenn man nicht weiß, was sie für eine Rolle spielen, dann kann das tatsächlich verheerende Auswirkungen haben. Ich möchte an dieser Stelle sagen, dass die meisten Muskel-Skelett-Erkrankungen durch unsere Füße bedingt sind. Machen Sie sich das bewusst. Schmerzt Ihr Rücken oder Ihr Kopf oder leiden Sie unter Verspannungen und Blockaden, dann ist das zwar ein muskuläres und damit fasziales Problem, aber auch die Füße, der Gang und der Stand spielen eine nicht unwesentliche Rolle.

Ich vergleiche den Körper oft mit einem Haus (lieber mit einem Auto, nur passt hier das Beispiel Haus besser). Wenn bei einem Haus das Fundament nicht stabil ist und auch noch schief, dann haben die Wände wenig Chance, lang stehen zu bleiben. Machen Sie sich klar, dass Ihr Fundament Ihre Füße sind. Pflegen und hegen Sie sie, denn sie sollen Sie ja schließlich noch durch Ihr ganzes weiteres Leben tragen. Den Themen Fuß, Faszien und speziell Triggerpunkte im Fuß widme ich in meinem Rückenbuch ein eigenes Kapitel, wobei ein eigenes Buch eher angebracht wäre. Auch hier möchte ich Sie für dieses Thema sensibilisieren. Sie werden sehen, was in, mit und durch Ihre Füße alles geschieht. Die Füße sind ein Wunderwerk, und ich bin mir sehr sicher, dass Sie sich an mancher Stelle fragen werden, ob das wirklich sein kann. Auch wenn Sie die Übungen in den Videos machen, werden Sie das ein oder andere Mal tatsächlich staunen und denken, ich kann zaubern. Nein, kann ich nicht! Ich habe nur verstanden, wie unser Körper funktioniert und wie die Dinge im wahrsten Sinne des Wortes zusammenhängen.

Dysbalancen ausgleichen

Also fassen wir kurz zusammen: Wir wissen nun, dass sehr viele (eigentlich fast alle) Beschwerden im Muskel-Skelett-Apparat durch verklebte Fasern und Muskeln bedingt sind. Wir wissen, dass es sich dabei um Faszien, also um Bindegewebe handelt. Wir wissen auch, dass 60 Prozent unseres Körpergewichts Wasser ist und davon 70 Prozent in unserem Bindegewebe gespeichert wird. Ohne dieses Wasser wäre eine Beweglichkeit unmöglich und unsere Haut und Muskeln hätten keine Elastizität. Wir kennen nun die Rolle des Wassers und wissen, dass wir mit mehr als ausreichend Flüssigkeit und den richtigen Übungen eine wesentliche Verbesserung unseres Gesamtzustandes erreichen können.

Jetzt wissen Sie, dass es nicht nur *einen* Muskel gibt, den Sie rollen oder trainieren sollten, sondern es sind einfach alle. Gerade im Faszientraining muss Ausgewogenheit herrschen. Es nützt nichts, wenn Sie nur partielle Muskelbereiche „aufweichen". Denken Sie immer an Newton: Wenn Sie irgendwo etwas wegnehmen oder irgendwo etwas hintun, dann hat das Auswirkungen auf andere Stellen, denn: actio = reactio. Also denken Sie besser kurz darüber nach, was Sie vorhaben, und treffen Sie dann eine kluge Entscheidung. Deshalb ist auch das Trainingsprogramm, das ich mit Ihnen mache, gut durchdacht und nicht nur eine Aneinanderreihung von sinnlos ausgesuchten Übungen. Nein, es hat alles seinen Sinn. Schließlich soll es Ihnen ja nicht nur kurzfristig Hilfe verschaffen, sondern einen langanhaltenden Effekt erzielen und – ganz wichtig – Ihnen auch Spaß bringen.

Das körperliche, muskuläre Ungleichgewicht, auch Dysbalance genannt, ist in der Regel bedingt durch einen falschen, schlechten Stand und nicht optimale Bewegungs- und Verhaltensmuster, die wir im Laufe der Jahre angenommen haben: jeden Tag schief im Auto sitzen, krumm im Büro sitzen, in den falschen Schuhen stehen und und und: Der Körper mag das alles nicht und gleicht es „irgendwie" aus. Dadurch entwickeln sich manche Bereiche stärker als andere, und andere verkümmern und verkürzen. Das geht dann soweit, dass das Gewebe verklebt oder sogar abstirbt und die bekannten Knubbel bildet, die dann schmerzen.

Wenn es ganz schlimm kommt, kann sich die Wirbelsäule als Ganzes verformen, ebenso wie die Füße, und auch Fehlstellungen von Hüfte und Becken können auftreten. Alles bedingt durch schlechten Stand, Sitz und Bewegung, nicht ausreichend Flüssigkeit und Regeneration der Zellen. Aber ein Körper in Disharmonie wird Ihnen keine Freude bringen. Die gute Nachricht: Wir bekommen das wieder in den Griff, und ich zeige ich Ihnen, wie. Die schlechte Nachricht: Es ist nicht angenehm und geht nicht über Nacht. Da mache ich Ihnen nichts vor, aber: Der Weg lohnt sich, und mehr als das: Er wird Ihnen ein gänzlich anderes Körpergefühl geben.

Wie trainiere ich richtig?

Training, Training, Training ... das hört sich immer so nach Anstrengung, Hochleistung und Hektik und Schweiß an!

Nein, hier nicht. Wir brauchen Ruhe und Gelassenheit. Wir müssen uns nicht anstrengen und wir müssen keine Hochleistungen bringen. Hier hilft Ihnen weder Kraft noch Ausdauer noch Schnelligkeit. Hier geht es um Köpfchen. Sie brauchen Ihren Kopf. Sonst hätten wir Newton ja nicht zitieren müssen: Sie sollten verstehen, dass wildes „Hin-und-her-Geziehe“ und „-Gerolle“ nichts, rein gar nichts, bringt.

Wenn Sie sich ins Gedächtnis rufen, was Faszien sind und dass dieses Gewebe aus einem großen Teil Wasser bzw. Flüssigkeit besteht und die Zellwände aus Eiweißfasern bestehen, die das Wasser durchlassen und die Fasern wieder geschmeidig machen, können Sie sich vorstellen, dass das nicht schnell gehen kann. Wir brauchen Ruhe und Zeit. Naja, 5 Minuten am Tag. Wir machen nicht jeden Tag das Gleiche und quälen auch nicht jeden Tag die gleichen Muskeln, daher brauchen wir immer nur 5 Minuten.

Wie ein gutes Training aussieht

Was müssen Sie nun wissen für das Training? Brauchen Sie irgendetwas für das Faszientraining? Ich mache es kurz: Nein, Sie brauchen nichts, nur Ihren Körper. Einige Dinge gibt es aber, die Sie unbedingt beherzigen sollten.

Das Wichtigste ist, ungefähr eine halbe Stunde bis Stunde vor dem Training viel zu trinken. 300 bis 600 ml wäre super, um dem Gewebe ausreichend Flüssigkeit für den Zellstoffwechsel und die Elastizität zur Verfügung zu stellen. Als Nächstes ist es zentral, die betreffenden Muskeln leicht aufzulockern. Das kann etwa ein einfaches Durchbewegen und leichtes Rollieren der Schultern sein. Führen Sie die betreffenden Muskeln langsam in die Spannung und halten Sie sie dort. Wenn Sie alles mit ruhiger Atmung durchführen, geben Sie Ihrem Körper die Möglichkeit, viel Sauerstoff aufzunehmen.

Faszientraining ist eine andere Art von Stretching und fängt in der Regel mit einer Dehnübung an. Diese wird alle fünf Sekunden (es kann auch länger sein) weiter verstärkt. Dehnen Sie, bis Sie merken, dass es nicht mehr weitergeht, dann wippen Sie durch leichtes, federndes Nachdrücken immer weiter in die Spannung. Das Ganze eine Minute, anschließend noch mal in der maximalen Spannung halten und nachziehen. Gehen Sie langsam raus aus der Spannung und mobilisieren Sie wieder leicht durch Auslockern und Rollieren. Fertig. Das ist die perfekte Ausgangsbasis für ein sauberes Faszientraining.

Aufmerksamkeit zählt

Bleiben Sie auch mental bei der Sache: Stellen Sie sich vor, wie das Gewebe unter Ihrer Haut und um Ihre Muskeln aufgezogen wird. Wie die Fasern sich wieder längen und wieder dehnbar werden. Stellen Sie sich vor, wie die Zellkammern sich mit neuer Flüssigkeit füllen, die Zellwände dadurch gedehnt werden und wieder Fülle und Spannkraft erhalten. Es ist einfach ein herrliches Gefühl. Schon allein die Vorstellung davon macht Lust, sofort loszulegen.

Das ist alles, was Sie beim Faszientraining ohne Hilfsmittel beachten müssen. Beim Training mit Rolle und Ball sind die Vorgaben etwas anders und es gibt da auch einiges zu beachten, denn diese Übungen sind nicht für alle geeignet. Wer was „darf" und was nicht, lesen Sie in den entsprechenden Kapiteln. Ich war nie ein Freund von Hilfsmitteln, da sie in meinen Augen eine Hürde darstellen. Was ich mit meiner Online-Plattform, mit diesem Buch und dem dazugehörigen Online-Coaching machen will, ist, Sie direkt zum Anfangen zu motivieren. Ich möchte verhindern, dass Sie sagen: „Ja, morgen fange ich an ... wenn ich mir eine Rolle besorgt habe!" Tja, und dann dauert es mit dem Besorgen, und dann ist es nicht die richtige Rolle, und dann tut das Üben damit weh. Und schon verschiebt sich das Anfangen auf unbestimmte Zeit. Nein, das ist nicht mein Plan. Bei mir gibt es keine Hürden und somit auch keine Ausreden. Stellen Sie sich darauf ein, dass Sie erst mal nichts brauchen, und wenn Sie dann wollen, dann sage ich Ihnen, was für eine Rolle und was für ein Ball für Sie passend ist. Auch wenn Sie hier definitiv Übungen mit der Rolle und dem Ball finden, ist das Wichtigste für mich das Training ohne Hilfsmittel.

Mein Faszientraining wird jedem Freude bereiten, der es ausprobiert. Sie werden sehen: Hier gibt es keine Einschränkung, es sei denn, Sie sind gerade frisch operiert oder hatten vor Kurzem einen Herzinfarkt. Generell gilt immer: Wenn Sie mit Sport anfangen, egal welcher Art, sprechen Sie vorab mit Ihrem Arzt. Sollten Sie sich unsicher sein, dann lassen Sie einen kleinen Check-up machen. Wenn Sie sich richtig fit und gesund fühlen, legen Sie los. Ganz allgemein gilt: Machen Sie immer nur das, was geht und was Ihnen guttut. Ihr Körper ist der beste Ratgeber: Er sagt Ihnen direkt, was Ihnen guttut und was nicht, also hören Sie auf ihn.

Wann, wie oft und wie lange?

Jeder kann, soll und darf. Wann? Immer. Nur, wie gesagt, mit einer wirklich frischen Operation sollten Sie die Übungen nicht machen. Nach ca. drei bis vier Wochen, wenn die Narben fest verschlossen und verheilt sind, kann Faszientraining den Heilungsprozess extrem fördern. Dieser Effekt ist leicht erklärt, weil ja durch die Aktivierung des Zellgewebes der Nährstofftransport wesentlich schneller vonstattengeht als ohne diese Aktivierung. Deshalb kann ich nur jedem empfehlen, der eine OP vor oder hinter sich hat, sich so schnell wie möglich wieder zu bewegen und Faszien und Bindegewebe zu aktivieren. Wenn der Nährstoff- und Sauerstofftransport angeregt wird, ist für eine schnellere Regeneration gesorgt. Aber Vorsicht, man sollte wissen, wie man was macht.

Die Frage nach dem „Wie oft?“ ist eine der meist gestellten Fragen überhaupt. Meine Gegenfrage bzw. meine Lieblingsantworten darauf sind: „Was ist denn Ihr Ziel?“, „Was möchten Sie denn erreichen?“ Denn davon hängt die Antwort ja im Wesentlichen ab. Ich glaube, jedem ist klar, dass man einen Marathon nicht laufen kann, wenn man als Training die zwei Stockwerke im Büro ansetzt oder zu Fuß zum Supermarkt geht anstatt das Auto zu nehmen, es sei denn, der Supermarkt ist 20 Kilometer weit weg. Spaß beiseite. Ganz im Ernst, es hat einfach etwas mit Ihrer persönlichen Einstellung und Ihrem definiertem Ziel zu tun. Ich formuliere es mal so: Wenn Sie lieben, was Sie tun, dann fragen Sie nicht nach dem „Wie oft“, denn die Menschen, die Sie lieben, möchten Sie ja auch so oft wie möglich sehen! So können Sie es auch mit dem Training halten. Mit der Ausnahme, dass da nicht jeden Tag das Gleiche gilt. Aus diesem Grund habe ich jeden Tag ein anderes Training für Sie, damit keine Monotonie aufkommt und keine Überbelastung und Sie ausreichend Erholung und Regeneration bekommen. Denn das ist extrem wichtig.

Die Frage nach dem „Wie lange?“ beantwortet schon der Titel meines Buches und Online-Coachings: Give me five! Ja, die gebe ich Ihnen. 5 Minuten täglich reichen voll und ganz aus! Ich garantiere Ihnen, Sie haben diese 5 Minuten für sich, und Sie werden diese 5 Minuten und deren Ergebnis lieben.

Hilfsmittel: Rollen und Bälle

Ich empfehle Ihnen, sich eine Yoga- oder Faszien-Rolle und einen Tennisball (oder Faszienball) zu besorgen, um diese Hilfsmittel in den späteren Übungen einzusetzen. Sie erweisen sich als sehr nützlich, und wenn man sie mal schätzen gelernt hat, dann mag man sie nicht mehr missen.

Eines möchte ich vorwegschicken: Hier gibt es nicht richtig oder falsch. Es gibt tausend Meinungen zur Verwendung von Hilfsmitteln beim Sport, es wird untersucht und geforscht, und die Wissenschaftler sind sich nicht einig, was hier nun das Richtige ist. Aus meiner Sicht kann ich Ihnen sagen, theoretisch brauchen Sie für das Faszientraining keine Hilfsmittel, aber wenn Sie welche verwenden, erweitert es Ihre Möglichkeiten und wird außerdem nicht so schnell langweilig. Meiner Erfahrung nach ist es völlig egal, welche Rolle Sie nehmen. Es muss für Sie angenehm und „ertragbar" sein, denn wenn Sie zu viel Schmerzen bei den Übungen erleiden, dann reagiert Ihr Körper, wie Sie ja wissen, mit Stress. Was das bedeutet, ist auch klar: Stresshormone, Blockierung des Fettstoffwechsels und und und. Also machen Sie es sich einfach: Bestellen Sie sich eine Auswahl an Rollen und Bällen. Probieren Sie sie aus und behalten Sie die, die Ihnen am besten tun.

Nichtsdestotrotz möchte ich Ihnen eine kleine Richtung geben und Ihnen bei der Entscheidungsfindung und der Auswahl der richtigen Hilfsmittel zur Seite stehen und Sie nicht im Dschungel der Auswahl allein lassen.

Die große Rolle: Ich empfehle Ihnen eine lange Rolle. Gerade wenn man Einsteiger ist, ist es besser und angenehmer, wenn die Rolle breit ist, dann hat man mehr Auflagefläche. Man kann sie besser handlen und man „verrutscht" nicht so leicht auf ihr. Ich empfehle eine Länge von mindestens 45 cm, eher 90 cm. Nehmen Sie eine Yoga- oder Pilates-Rolle. Eine kurze Faszien-Rolle ist mir persönlich zu unhandlich und zu schmerzhaft, da sehr hart. Es ist nämlich ein Irrtum anzunehmen, dass es umso mehr bringt, je mehr es wehtut. Nein, es geht darum, die Zellen zu aktivieren, und das macht man besser mit einer nicht ganz so harten Rolle.

Testen Sie die Rolle. Legen Sie sich auf eine Seite und rollen Sie auf der Rolle von der Hüfte bis zum Knie über den seitlichen Oberschenkel. Sollten Sie das nicht können, weil Sie es vor Schmerzen nicht aushalten, dann ist die Rolle zu hart. Es sollte schon ein Schmerz sein, der gut auszuhalten ist, keiner, der Sie schreien lässt, denn damit erreichen wir nur das, was ich oben schon beschrieben habe: Stress.

Die kleine Rolle: Ich bin kein Freund davon, lauter verschiedene Dinge anzuschaffen, um etwas für sich zu tun. Aber sollten Sie es ernst mit Ihren Faszien meinen, dann möchte ich Ihnen auch die kleine Faszien-Rolle ans Herz legen, gerade wenn Sie Probleme in Ferse, Schulter, Arm und Hand haben. Dafür kann man sehr schön die kleine Rolle nutzen. Die kleine Rolle ist kein Muss, nur eine Empfehlung –

vielleicht lassen Sie sie sich zu Weihnachten oder zum Geburtstag schenken.

Der Faszien-Ball: Ich verwende am liebsten einen ganz gewöhnlichen Tennisball. Dieser kostet nicht viel, ist sehr angenehm und nicht zu weich und nicht zu hart. Er verliert zwar irgendwann die Luft, aber bis dahin wird er Ihnen gute Dienste leisten. Ein Tennisball ist völlig ausreichend für einen guten Start mit dem Faszientraining, insbesondere zur Aktivierung der Triggerpunkte in den Fußsohlen. Wenn Sie es ganz hart haben wollen, können Sie auch einen Golfball benutzen. Das sollten Sie sich aber gut überlegen, denn der ist nicht mit Luft gefüllt und gibt nicht nach wie ein Tennisball. Das Gleiche gilt auch für die handelsüblichen Faszien-Bälle. Diese sind aus Hartplastik, geben nur sehr bedingt nach und sind für den Anfang recht gewöhnungsbedürftig, vor allem bei der Fußreflexzonen-Massage.

Alternative Nudelholz oder Flasche: In den Übungen beschreibe ich Ihnen auch, wie Sie ein altbewährtes Nudelholz nutzen können, wenn Sie keine Rolle haben, aber den Effekt mal austesten möchten. Aber bitte kaufen Sie sich für das Faszientraining nicht extra ein Nudelholz. Es ist zum Teigkneten und -ausrollen super und für das Training zwar möglich, jedoch nicht wirklich geeignet! Das Holz ist sehr hart und hat kaum Elastizität und gibt uns nicht das, was wir für das Training brauchen. Das Gleiche gilt für Flaschen. Am besten nehmen Sie eine große, volle Kunststoffflasche. Sie sollte neu und geschlossen sein, nicht dass sich aus Versehen der Deckel löst. Außer dass Sie ein bisschen nass werden, kann zwar nichts Schlimmes passieren, aber es muss ja nicht sein. Sehen Sie diese Hilfsmittel bitte als absolute Notlösung an, wenn Sie unbedingt gleich auf die Rolle wollen und keine haben.

Wer darf und wer darf nicht rollen?
Alle die sich fit und gut fühlen und keine gesundheitliche Einschränkungen haben, können die Rolle ohne Bedenken einsetzen. Wenn Sie unsicher sind, dann fragen Sie bitte vorher Ihren Arzt, ob er Ihnen Faszientraining empfiehlt. Wurden Sie gerade operiert und es ist noch nicht alles verheilt, haben Sie eine akute Verletzung, Narbe oder blaue Flecke, nehmen Sie Blutverdünner oder leiden Sie unter Hauterkrankungen oder Entzündungen an den Stellen, die Sie trainieren möchten? Bei allen chronischen oder akuten Beschwerden rate ich Ihnen, vorher Ihren Arzt zu fragen und sich das Okay von ihm zu holen, dann sind Sie auf der sicheren Seite.

In der Regel sollte sich der Schmerz in Grenzen halten, damit der Spaß nicht auf der Rolle ... ich meine natürlich: auf der Strecke bleibt. Ja, Sie dürfen ruhig ein bisschen schmunzeln! Lachen ist gesund und schüttet ganz viele positive Hormone aus!

Die richtigen Nährstoffe für unsere Faszien

Bevor Sie jetzt einen Schreck bekommen und denken, Sie müssen für ein gutes Faszientraining Ihre bisherige Ernährung komplett über den Haufen werfen: Keine Angst! Es gibt keine Diät, keine Vorschriften, keine Einschränkungen. Meine über 20-jährige Erfahrung in der Betreuung und Beratung von Menschen im Bereich Gesundheit, Fitness, Körper und Ernährung verbietet es mir, Ihnen etwas vorzuschreiben. Ich weiß auch, dass es überhaupt keinen Sinn machen würde. Viele Menschen sprechen ungern über Ernährung. Das ist meine Erfahrung. Das akzeptiere ich. Nur ist es hier meine Pflicht, wenn ich Ihnen schon verspreche, dass das Programm funktioniert, Ihnen zu erklären, was die Faszien mit Ernährung zu tun haben.

Man bringt das leider selten miteinander in Verbindung, weil man sich schwer vorstellen kann, dass der Zustand unserer Haut, das Bindegewebe, die Faszien etwas mit unserer Ernährung zu tun haben. Aber wenn wir mit diesem Kapitel durch sind, werden Sie sehen, dass es eine ganze Menge ist. Leider – mir wäre es auch lieber, wenn es so einfach wäre: „Hier, mach diese Übung so und so oft, dann wird alles fest und straff und alles ist gut!“

Aber wenn man sich einmal damit beschäftigt und feststellt, ach du liebe Zeit, das Bindegewebe lebt ja, es arbeitet, es transportiert Nährstoffe und es bildet Abbauprodukte, es kann absterben und es muss essen, verändert sich etwas. Als ich das verstanden habe, wusste ich auch nicht, ob ich mich freuen oder ärgern sollte. Denn es bedeutet, dass alles in unserem Körper schlussendlich etwas mit Ernährung zu tun hat. Unser Körper ist Materie, und diese Materie lebt und braucht Nährstoffe, Baustoffe, Hilfsstoffe. Und die bekommt er nur über die Nahrung. Deshalb müssen wir darüber reden.

Vielleicht denken Sie jetzt: „So ein Quatsch. Ich lebe immer noch und habe mich nie mit Ernährung beschäftigt. Mein Opa ist 100 geworden und der hat gegessen, was auf den Tisch kam.“ Ja, das alles ist richtig. Aber wir wollen ja alt werden und nicht alt sein. Und das schmerzfrei, beweglich und uneingeschränkt und am liebsten mit dem Körper und der Funktionalität eines 20-Jährigen. Daher kommen wir nicht darum herum, uns mit dem Thema Ernährung zu beschäftigen.

Was Nährstoffe bewirken

Sie erinnern sich vielleicht noch aus den vorherigen Kapiteln, dass ich immer wieder von Eiweiß rede, und wer mich kennt, der weiß, dass es eines meiner Lieblingsthemen ist. Ja, Eiweiß. Der meistverkannte Nährstoff dieses Planeten. Immer wieder wird er für viele schlechte Dinge verantwortlich gemacht. Zu Unrecht! Wenn man sich damit beschäftigt, wird man feststellen: Eiweiß ist der einzige Makronährstoff, der *keine* Nebenwirkungen hat. Bitte lassen Sie sich nichts anderes erzählen. Eiweiß hat keine Nebenwirkungen. Aber dazu gleich mehr.

Zu Beginn möchte ich eines festhalten und ganz klar sagen: Wir brauchen täglich Nahrung. Unser Körper und unser Gehirn funktionieren nur mit Nahrung. Ihr Auto braucht auch Treibstoff, sonst fährt es nicht. Genauso ist das mit unserem Körper. Und Ihr Auto fährt auch nur mit dem richtigen Treibstoff. Sie können ja gern Wasser in den Tank füllen, nur wird es dann nicht fahren. Mit Ihrem Körper ist es ein bisschen anders. Sie können durch die Öffnung „Mund“ viele Dinge einfüllen. Unser Körper verwertet – leider – vieles und fast alles. Er macht aber auch etwas sehr Besonderes, nämlich – Achtung, wichtige Information! – wenn er nicht das Richtige an Nahrung bekommt, nutzt er die Reserven, die er hat und verbraucht diese.

Ihr Körper braucht definitiv Eiweiß. Und wenn er das nicht in ausreichender Menge bekommt, dann nimmt er für den Tagesbedarf einfach das Eiweiß, das er bereits gespeichert hat. Jetzt fragen Sie sich bestimmt, wo hat er das denn gespeichert? Des Rätsels Lösung: Ihre Muskeln und auch Ihr Bindegewebe sind die größten Eiweißspeicher Ihres Körpers, und daran bedient er sich nun fleißig.

Merken Sie das? Nein, das merken Sie nicht. Nehmen Sie dadurch ab? In der Regel nicht, weil Sie das, was Sie abnehmen, an Fett wieder zunehmen und dadurch Ihr Gewicht konstant bleibt, nur der Blick in den Spiegel ergibt ein anderes Bild. Oder sehen Sie immer noch so aus wie mit 20?

Vielleicht wiegen Sie ja noch das Gleiche, aber sehen Sie auch noch gleich aus? Fällt Ihnen jetzt was auf? Ich hoffe, denn es ist das Eiweiß, das das alles bewirkt und das Sie genau vor diesem Verfall schützt. Es ist kein großer Prozess, der da abläuft. Er dauert und das läuft unmerklich ab. Die Hose wird enger und spannt, aber das Gewicht bleibt gleich. Komisch. Naja, eigentlich nicht komisch, wenn Sie verstanden haben, was ich gerade geschildert habe.

Und bitte denken Sie nicht, dass das nur mit dem Eiweiß so ist. Nein, das ist mit allen Nährstoffen so. Der Körper hat von Natur aus für alles große Speicher. Zum Glück! Aus diesen bedient er sich immer, wenn er von uns nicht das bekommt, was er braucht. Er braucht ja nicht jeden Tag ein Kilo Eiweiß oder ein Kilo Calcium. Nein, er braucht wenig, aber konstant und täglich.

Warum erwähne ich gerade jetzt Calcium? Das hat einen Grund. Denn wenn Sie denken, das mit dem Eiweiß (übrigens ein Makronährstoff, dazu später mehr) ist ja nicht schlimm, dann möchte ich Ihnen kurz zeigen, was geschieht, wenn Sie einen Mikronährstoff weglassen, weil Sie denken, Mineralien und Spurenelemente brauchen Sie nicht. Das denken ja leider sehr viele Menschen, und ja, ich kann es verstehen. Warum kann ich es verstehen? Weil man nicht direkt stirbt, wenn man es nicht nimmt. Sie sterben nicht direkt daran, wenn Sie nicht genug Eiweiß zu sich nehmen oder wenn Sie keine Mineralien zu sich nehmen. Aber Sie werden auch nicht schmerzfrei und beweglich alt. So viel steht fest.

Gerade am Beispiel Calcium möchte ich noch einmal deutlich machen, dass ein Mangel in den Mikronährstoffen verheerende Auswirkungen haben kann und wird. Merken werden Sie es erst, wenn es zu spät ist. Unser Körper braucht Calcium. Für unsere Zähne, Knochen, Haut, Nägel und Haare. Führen wir ihm das nicht zu, dann nimmt er es sich aus den Speichern. Wo sind seine Calcium-Speicher? Sie sind genau dort: in den Zähnen, in der Haut, in Haaren, Nägeln und Knochen. Ein permanenter Calcium-Mangel macht sich über kurz oder lang in brüchigen Nägeln, schlaffer Haut, ausfallenden Haaren, schlechten Zähnen und schwachen Knochen bemerkbar. Nicht umsonst ist Osteoporose eine der am häufigsten vorkommenden Erkrankungen bei älteren Menschen. Warum? Weil einfach über Jahre hinweg nicht ausreichend Calcium zugeführt wurde. Das bedeutet im Umkehrschluss aber auch, es kann geheilt und auch absolut vermieden werden, wenn man begreift, dass Mineralien und Spurenelemente extrem wichtig sind. Zwar sind sie nicht lebensnotwendig, weil man durch einen Mangel nicht (direkt) stirbt, aber er verursacht Leiden.

Wer alt werden und dabei jung sein will, muss sich mit Ernährung und mit der Versorgung durch Makro- und Mikronährstoffe auseinandersetzen! Sie werden nicht drumherum kommen. Das, was Ihr Körper an Mikronährstoffen braucht, können Sie nicht durch „normale" Nahrung zu sich nehmen. Und wenn Sie jetzt denken: „Aber mir fehlt doch nichts, mir geht es gut!" oder „Ich esse doch schon genug Obst und Gemüse und Bio-Produkte", dann mag das ja alles richtig sein, aber vertrauen Sie mir, es ist nicht ausreichend. Zum einen sagt „bio" absolut nichts über die Nährstoffdichte und den Gehalt der Lebensmittel aus, und zum anderen ist in den Lebensmitteln, die wir als gesund einstufen, nicht das in der Menge drin, die wir benötigen. Wir reden ja hier auch nicht über das reine Überleben oder über das Altwerden. Wir reden hier über das Optimum! Darüber, wie wir richtig gesund und fit alt werden und beweglich bleiben!

Bleiben Sie aktiv!
Angst vor dem Altwerden bzw. Altsein haben wir nur deshalb, weil wir Bilder im Kopf haben, die niemandem gefallen. Osteoporose und Arthrose sind da noch die harmlosesten Erkrankungen, die man im Alter bekommen kann. Ich möchte Alzheimer und Parkinson erst gar nicht weiter ausführen, aber auch hier machen Sie sich bitte eines bewusst: Bei diesen Erkrankungen ist man sich heute sehr sicher, dass sie durch falsche Ernährung und eingeschränkte Bewegung mitverursacht werden. Deshalb bleiben Sie aktiv – und das nicht nur mit Ihrem Körper, sondern auch mit Ihrem Gehirn, und stellen Sie sich immer wieder neuen körperlichen und geistigen Herausforderungen. Nur so bleiben wir fit.

Sie merken schon, ich sehe hier nicht nur das Bindegewebe und seine große Rolle in unserem Körper. Ich sehe das große Ganze. Es ist nämlich in unserem komplexen System „Körper" nicht möglich, nur einzelne Teile zu betrachten und herauszugreifen und darzustellen, aber wesentliche Komponenten und Einflussfaktoren dafür einfach wegzulassen. Das geht nicht und wäre unseriös.

Das ist mein Ansatz: Ihnen zu zeigen, was alles dazugehört, wenn man über Faszien und Bindegewebe spricht. Und es gehört einfach alles dazu. Deswegen bekommen Sie jetzt eine Übersicht über die Makro- und Mikronährstoffe, die über das Gewebe transportiert und verstoffwechselt werden. Ich werde jetzt nicht von Neuem ein Loblied auf das Eiweiß singen, keine Sorge, sondern ich zeige Ihnen einfach und verständlich die Rolle und den Einfluss von Makro- und Mikronährstoffen auf das Bindegewebe und den Zellaufbau.

Makronährstoffe

Zu den Makronährstoffen zählen:

- Eiweiß (Proteine)
- Kohlenhydrate
- Fette

Proteine – Bausteine des Lebens

Ich kann verstehen, dass Sie skeptisch gegenüber dem Thema Eiweiß sind, wenn Sie sich damit noch nicht auseinandergesetzt haben. Es werden immer noch zu viele Horrorgeschichten darüber verbreitet, die völlig haltlos sind, gerade was die

Themen Nierenschädigung, Harnstofferhöhung und Übersäuerung durch Eiweißaufnahme angeht. Vieles davon ist Unsinn, nicht wissenschaftlich belegt und auf schlechte Interpretation, Meinungsmache und Verkaufsmasche von Produkten zurückzuführen. Wer sich von guten Eiweißquellen ernährt, und damit meine ich mageres Fleisch, guten Fisch, viel Hülsenfrüchte und gute Milchprodukte, der braucht sich weder über seine Nieren noch seinen Harnstoff noch über Übersäuerung Gedanken zu machen und schon gleich dreimal nicht, wenn er meiner Flüssigkeitsempfehlung folgt. Denn dabei werden die Nieren sehr gut gespült, die Harnsäure erheblich verdünnt und Abbauprodukte, die den Körper „übersäuern" könnten, abtransportiert.

Wie Sie sehen, verkaufe ich Ihnen kein Produkt. Ich empfehle Ihnen kein Produkt und ich stelle kein Produkt her. Meine Intention ist eine rein informative Dokumentation von Sachverhalten, und ich möchte Sie wissenschaftlich fundiert aufklären. Ich werde Sie hier nicht mit Studien zu diesen Themen überfrachten. Die Studien, die ich hier ansatzweise erwähne, finden Sie auch im Online-Coaching und dort können Sie die wissenschaftlichen Belege und Nachweise dazu finden.

Zurück zum Thema Ernährung des Zellgewebes, des Bausteins der Zellen und somit des Bindegewebes. Ich habe es schon erwähnt: Der Baustein von allem ist Eiweiß, die sogenannten Proteine. Wir reden jetzt nicht über Muskelaufbau. Für den ist die Gabe von ausreichend Proteinen unabdingbar, aber nicht nur für den, sondern auch für die Straffung und Kräftigung des Bindegewebes. Wie viel brauchen Sie? Da gibt es mittlerweile eine sehr einfache und klare Formel: 2 g pro Kilogramm Körpergewicht und Tag. Eine 60-Kilo-Frau benötigt somit mindestens 120 g Eiweiß pro Tag, und das jeden Tag. Nicht nur an Trainingstagen, sondern jeden Tag! Das wäre die Menge, die man für die Erhaltung der Masse braucht und um dem Abbau von Gewebe(n) vorzubeugen.

Ich würde sogar so weit gehen, auf 2,5 g pro Tag problemlos zu erhöhen. Denken Sie dran, gute (!) Eiweißquellen haben keine Nebenwirkungen. Sie brauchen auch keine Angst zu haben, dass Sie irgendwann aussehen wie Arnold Schwarzenegger. Eiweiß wird Sie nur stärken, Ihr Gewebe straffen und Ihren Muskeln Spannkraft geben. Ich kann Ihnen aber auch sagen, dass 2 oder 2,5 g Eiweiß pro Tag in guter Form und Qualität eine große Herausforderung für Sie darstellen werden. Es ist nicht leicht, so viel gutes Eiweiß zu essen, Sie werden sehen. Ich wäre schon stolz auf Sie, wenn Sie Ihren Konsum auf 1,5 bzw. 2 g Eiweiß pro Kilogramm Körpergewicht und Tag hochschrauben. Damit tun Sie sich definitiv nichts Schlechtes, sondern eher sehr viel Gutes.

Die richtige Menge Eiweiß
Wichtig zu wissen! Es gibt von allen nationalen und internationalen Gesellschaften für Ernährung Mindesteinnahme-Empfehlungen für Eiweiß, aber keine Höchstmenge bzw. Einschränkung. Man sollte nur auf die Qualität des Eiweißes achten und auf die anderen Makronährstoffe, die man zu sich nimmt. Seinen Eiweißbedarf durch Wurst und Käse zu decken, wäre grob fahrlässig, weil beides viel zu Fett hat und somit die Cholesterinwerte steigen. Also: Gute Eiweißquellen suchen! Mehr dazu erfahren Sie im Online-Coaching.

Sie werden auch nicht dick dadurch. Eiweiß ist für den Körper viel zu wertvoll, als dass er es zu Fett umwandeln würde. Im Gegenteil, es wird Ihnen helfen, unliebsame Fettpolster loszuwerden und Ihren Stoffwechsel ankurbeln. Aber bitte vermeiden Sie Unmengen an rotem Fleisch, Wurst und Käse und bitte lassen Sie auch Joghurt weg. Die gerade genannten Eiweißquellen sind keine guten Lieferanten, aber genau diese haben den tollen Baustein Eiweiß in Verruf gebracht.

Gutes, hochwertiges Eiweiß hat keine Nebenwirkungen – was man hingegen immer wieder nur ungern hört, ist, dass zu viel Kohlenhydrate und Fett Nebenwirkungen haben. Es sterben jedes Jahr hunderttausende Menschen an den Folgeerkrankungen einer zu kohlenhydrat- und fettreichen Ernährung! Diabetes Typ 2 etwa, die sogenannte Zuckerkrankheit, ist für sehr viele Todesfälle in Deutschland verantwortlich. Diabetes Typ 2 kann man bekommen, wenn man dem Körper permanent zu viel Zucker zuführt. Auch schlechte Fette im Körper sind nicht gerade empfehlenswert. Erhöhte Cholesterinwerte, Arteriosklerose (Gefäßverkalkung), Herz-Kreislauf-Erkrankungen bis hin zum Herzinfarkt und viele andere Krankheitsbilder lassen jährlich mehr Menschen sterben, als Eiweiß es in einem Jahrhundert tun lassen könnte.

Ich kann nicht verstehen, warum Menschen Angst vor Eiweiß haben. Dabei sind die Killer in unserer Ernährung Fette und Kohlenhydrate. Ich denke, es liegt daran, dass Eiweiß einfach nicht so schmeckt wie Zucker und Fett. Und es ist nicht so billig. Deshalb redet man sich Zucker und Fett leicht schön und das Eiweiß eher schlecht: Damit hat man eine Ausrede, warum man lieber Süßes und Fettes isst als Eiweiß.

Wie schon gesagt: Trainieren, rollen und dehnen wir unser Gewebe, muss es auch repariert werden, und das geschieht ausschließlich mit Eiweiß. Deshalb finden

Sie hier eine Tabelle mit Nahrungsmitteln, die einen hohen Eiweißgehalt haben:

Nahrungsmittel mit hohem Eiweißgehalt

NAHRUNGSMITTEL	EIWEISSGEHALT IN g/100 g
ein Ei	7
Mais	8
Kidneybohnen	9
Magerquark	12
Dinkelvollkornflocken	14
Weizenkleie	15
Hering	19
Thunfisch	21
Krabben	22
Lachs	22
Linsen	23
Leinsamen	24
Erdnüsse	25
Light-Käse (17 % Fett)	31
mageres Fleisch	20–25

Vorsicht bei Joghurt
Nur weil Joghurt weiß ist, heißt das nicht, dass auch viel Eiweiß drinsteckt! In Joghurt, auch in Naturjoghurt, ist extrem wenig Eiweiß enthalten, dafür aber der Anteil des (Milch-)Zuckers sehr hoch. Deshalb ist Joghurt *keine* gute Eiweißquelle und eher als Energie- bzw. Zuckerlieferant zu sehen. Wenn Sie mir nicht glauben, schauen Sie sich bitte die Nährwerte eines Bechers Naturjoghurt an. Sie werden sehen! Vergleichen Sie ihn einfach mal mit einem Becher Magerquark.

Fette – wichtig für Zellen und Stoffwechsel

Auch wenn es vorhin so aussah, als hätte ich gesagt, dass Fette schlecht sind: Wir brauchen Fett. Aber Fett ist nicht gleich Fett. Es kommt auf die Menge an und vor allem auf die Art des Fettes. Und wir brauchen viel gutes Fett. Mehrfach ungesättigte Fettsäuren sind lebensnotwendig und müssen unbedingt auf dem Speiseplan stehen. Bitte kommen Sie nie auf die Idee, eine Diät ganz ohne Fett zu machen! Damit würden Sie sich nur schaden. Ihr Cholesterinspiegel würde sich zum Schlechten verschieben und Sie hätten ein erhöhtes Risiko für koronare Herzerkrankungen.

Fette sind besonders wichtig für die Nährstoffaufspaltung und Vitaminaufnahme und außerdem ein guter Energie-

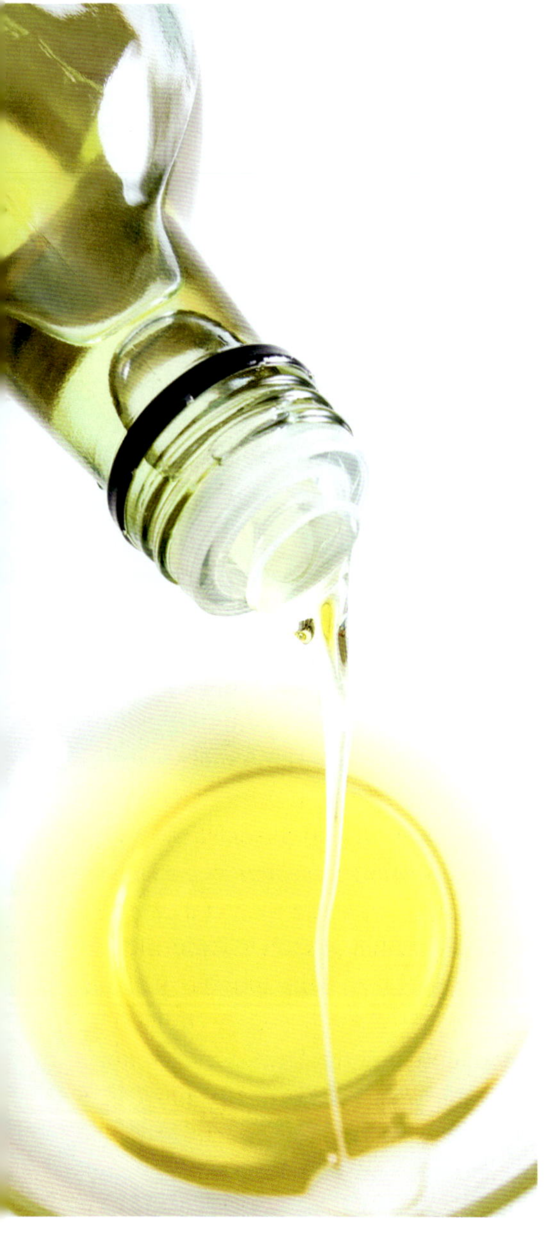

lieferant. Also nützlich, lebensnotwendig und meist unterschätzt. Für das Bindegewebe eine sehr wichtige Rolle spielen insbesondere die Omega-Fettsäuren 3, 6 und 9. Diese sind essenzielle, also lebensnotwendige Fettsäuren, die der Körper nicht selber bilden kann. Daher müssen wir sie uns über die Nahrung zuführen. Sie sind insbesondere in Fisch und Meerestieren enthalten, aber wer keinen Fisch mag, kann auf Lein- und Rapsöl zurückgreifen oder einfach auf günstige Omega-Kapseln. In der folgenden Tabelle möchte ich Ihnen eine Auflistung von guten Fettquellen geben.

Nahrungsmittel mit hohem Fettsäuregehalt

ÖLSORTE	ANTEIL DER OMEGA-6-FETTSÄURE IN %	ANTEIL DER OMEGA-3-FETTSÄURE IN %
Kakaobutter	3	0
Kokospalme	3	0
Leinöl	15	60
Maiskeim	52	1
Olive	7	1
Raps	20	9
Soja	53	8
Sonnenblume	63	0,5
Walnuss	59	12
Weizenkeim	52	10

Der Omega-Fettsäure-Haushalt

Versuchen Sie, auf mehrfach ungesättigte Fettsäuren zurückzugreifen und Frittiertes zu meiden. Naturbelassene Öle und Fette sind sehr gut und sollten erhitzten und verarbeiten Fetten vorgezogen werden. Wichtig zu wissen ist außerdem, dass Omega-3-Fettsäuren entzündungshemmend sind und wie ein entzündungshemmendes Medikament wirken. Wie das genau funktioniert, würde hier den Rahmen sprengen, daher finden Sie die passende Studie dazu in meinem Online-Coaching. Achten Sie gut auf Ihren Omega-Fettsäure-Haushalt, denn es lohnt sich wirklich.

Kohlenhydrate – die Rolle des Zuckers

Zu den Kohlenhydraten zählen verschiedene Zuckerformen. Diese stellen eine Energiequelle des Körpers dar. Ich sage bewusst, *eine* Energiequelle für den Körper, nicht die ausschließliche, denn der Körper kann ja auch Fette und Proteine in Energie umwandeln. Wir unterscheiden gute und schlechte Kohlenhydrate: Einfachzucker (z. B. Traubenzucker), Zweifachzucker (vor allem in Süßigkeiten und Schokolade) sowie Mehrfachzucker (beispielsweise in Getreide, Vollkornprodukten, Kartoffeln und Hülsenfrüchten). Die Mehrfachzucker sind die besten, denn sie lassen den Blut-

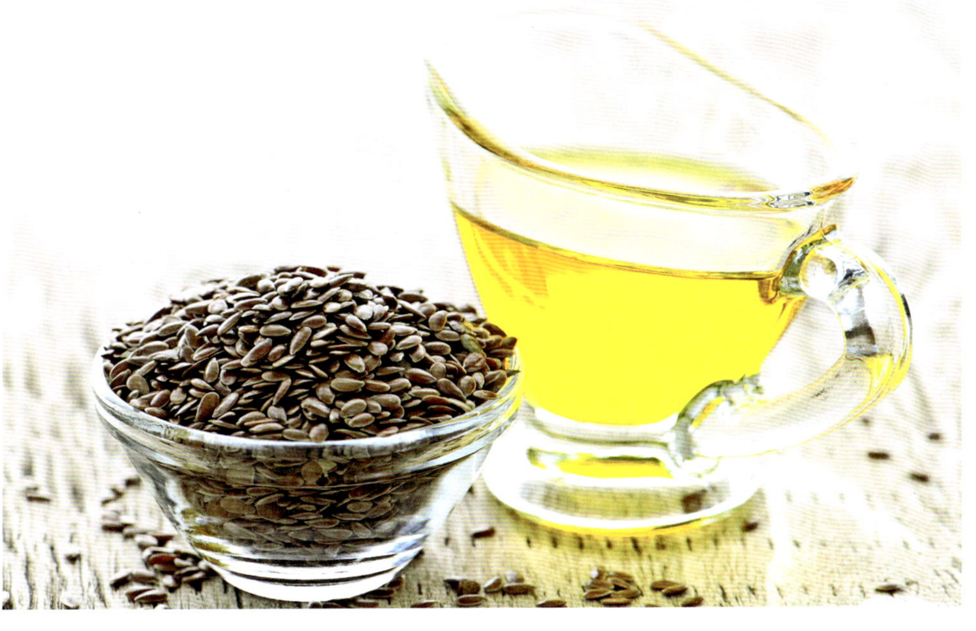

zuckerspiegel nach dem Essen langsamer ansteigen, weil sie vor der Aufnahme ins Blut erst aufgespalten werden müssen. Meiden Sie also Süßes und setzen Sie stattdessen auf Obst, Gemüse und Vollkorn, um Ihre Energie zu ziehen.

Der Körper braucht für die Energiegewinnung Kohlenhydrate. Im Bindegewebe und somit in den Zellen werden die Kohlenhydrate gespeichert und dort, wenn sie benötigt werden, verbraucht. Das genau ist das Schlüsselwort: verbraucht. Sollten wir die Kohlenhydrate durch Anstrengung nicht verbrauchen, dann bleiben sie dort gespeichert – was sich im ersten Moment gar nicht so schlecht anhört. Das Problem ist nur, wenn die Kohlenhydrate nicht verbraucht werden, dann sind irgendwann die Speicher voll, und der Körper hat keine andere Wahl, als sie in der Leber zu speichern. Jetzt denken Sie vielleicht: „Was kann daran so schlimm sein, wenn Kohlenhydrate in der Leber gespeichert werden?“ Ja, leider ist es schlimm: Die Leber ist neben den Glykogenspeichern in den Muskelzellen der einzige Kohlenhydratspeicher unseres Körpers und reagiert sofort mit Verfettung. Man nennt das dann eine nichtalkoholische Fettleber. Also: Isst man zu viele Kohlenhydrate und verbraucht diese nicht, bekommt man über kurz oder lang eine Fettleber.

Sollte Ihnen nicht klar sein, was das bedeutet, dann möchte ich dazu noch einen Satz schreiben. Die Leber ist nicht nur das Filter-Organ unseres Körpers, sondern sie ist auch unser Stoffwechselmotor. Sollte die Leber nicht ordnungsgemäß funktionieren und ist sie gehemmt, zum Beispiel durch dieses Fett, dann ist an Abnehmen, Gewichtsreduktion und „Entgiften“ (Detox) nicht zu denken. Sollten Sie sich also schon mal gefragt haben, warum Sie nicht abnehmen, obwohl Sie doch gar nicht so viel essen, kann das daran liegen, dass Ihre Leber mit Kohlenhydraten gefüllt ist und somit den Stoffwechsel hemmt. Weiter ins Detail gehen müssen wir hier nicht, Sie können diesen komplexen Zusammenhang gern in meinem Online-Portal nachlesen.

Leider ist die Leber, und deshalb erzähle ich Ihnen das alles, an den Stoffwechselvorgängen des Körpers direkt und wesentlich beteiligt. Das bedeutet, wenn Sie Ihr Gewebe verändern möchten, dann sollten Sie Ihre Leber „clean“, also sauber und rein halten. Nur dann arbeitet der Zellstoffwechsel einwandfrei. Und wenn wir über Zellstoffwechsel sprechen, müssen wir auch über die Leber sprechen und eben auch über Kohlenhydrate und zu viel Kohlenhydrate. Vielleicht können Sie jetzt noch ein bisschen besser verstehen, warum wir Cellulite bekommen, wenn wir

Schokolade, Chips und all die sogenannten Leckereien essen: Der Körper kann sie nicht verwerten, sondern speichert sie und blockiert den Stoffwechsel, und dann funktionieren weder Energie- noch Nährstofftransport richtig, geschweige denn der für die Faszien so wichtige Sauerstofftransport. So einfach ist das.

Hier finden Sie eine Übersicht der Kohlenhydrate, aufgeteilt in gute und schlechte:

Lebensmitteln mit guten und schlechten Kohlenhydraten

GUTE KOHLENHYDRATE	SCHLECHTE KOHLENHYDRATE
Vollkornbrot	Weißbrot
Vollkornnudeln	Nudeln
Haferflocken	Cornflakes
Vollkornflocken	Joghurt
Kartoffeln	Fastfood
Linsen	Süßigkeiten
Kidneybohnen	Kuchen, Kekse
Nüsse	Weißmehl
Weizenkleie	Haushaltszucker
Obst, Gemüse	gezuckerte Getränke

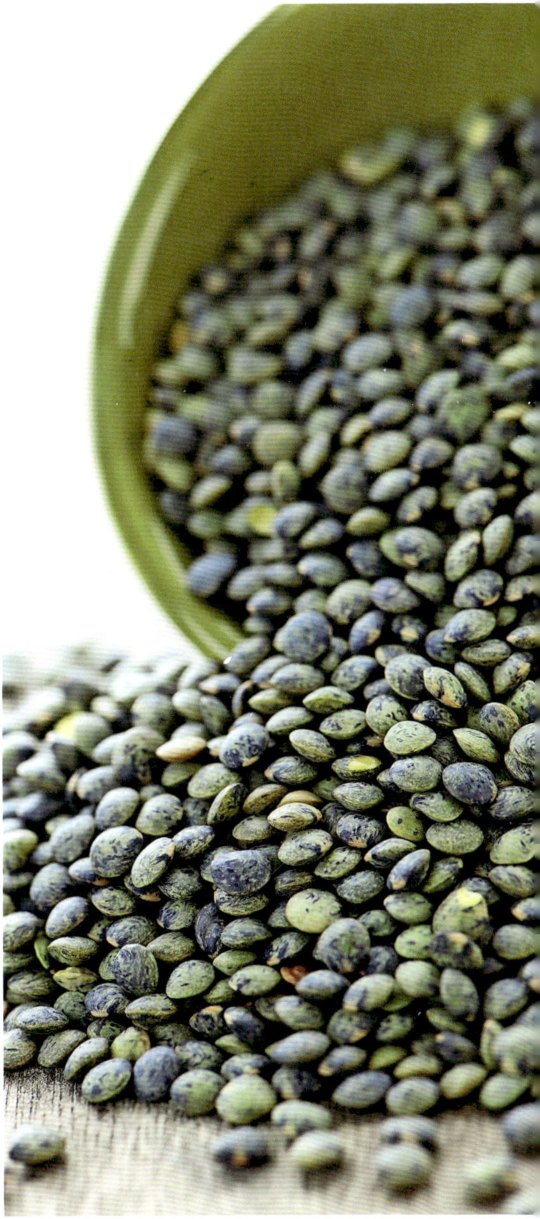

Und hier noch eine Übersicht über den Kohlenhydratanteil verschiedener Lebensmittel:

Der Kohlenhydratanteil von Nahrungsmitteln

NAHRUNGSMITTEL	KOHLENHYDRAT-ANTEIL IN g/100 g
Brokkoli	1,7
Beeren	8,3
Äpfel	11,4
Kartoffeln	12,3
Kidneybohnen	13,1
Erdnüsse	13,4
Weizenkleie	17,7
Vollkornbrot	39,2
rote Linsen	57,4
Dinkelvollkornflocken	60,3
Nudeln	72
Cornflakes	80
Zucker	100

Apropos Nährstofftransport in und um die Zelle: Dies geschieht unter anderem durch eine optimale Versorgung mit Mikronährstoffen, die wir uns im Folgenden genauer ansehen wollen.

Mikronährstoffe

Bisher haben wir nur über die Hauptbestandteile der Nahrung gesprochen und sind nicht ins Detail gegangen, da wir uns erst einmal bewusst machen mussten, dass die Zellen aus Eiweiß bestehen und in den Zellen die Kohlenhydrate (und auch die Fette) gespeichert werden. Damit sich Zellen entwickeln, bewegen und arbeiten können, brauchen sie aber auch noch andere Stoffe. Unser Körper ist eigentlich nichts anderes als ein elektrisches Spannungsfeld, und all unsere Bewegungen sind elektrische Ströme, die durch uns hindurchfließen und unsere Muskeln sozusagen zucken, also sich bewegen lassen. Und wir wissen, dass elektrische Ströme besser fließen, wenn sie sich in einer elektrolytischen Lösung befinden. Da wir bereits wissen, dass unser Bindegewebe genau diese Leitungsfunktion hat und das Bindegewebe aus 70 Prozent Flüssigkeit besteht, liegt der Schluss nahe, dass wir sicherstellen müssen, dass diese Flüssigkeit die richtige Konzentration an Elektrolyten enthält.

Gerade wenn jemand oft unter Muskelkrämpfen oder Unruhezuständen leidet, ist das ein eindeutiges Zeichen dafür, dass der Elektrolythaushalt gestört ist und das Bindegewebe nicht ordnungsgemäß arbeitet oder arbeiten kann. Das bedeutet: Flüssigkeits- und Mineralstoffmangel führen zu diesen Symptomen. Auch das Restless-Legs-Syndrom, bei dem die Betroffenen ihre Beine im Schlaf nicht unter Kontrolle haben und die Beine ständig zuckend in Bewegung sind, kann auf schlechte „Leiterströme" hindeuten. Viel Flüssigkeit und gute Mineralien und Spurenelemente können dabei helfen, die Symptome zu lindern.

Kommen wir zu den Elektrolyten. Sie kennen sie auch unter dem Begriff Mineralien und Spurenelemente, die wiederum zu den Mikronährstoffen zählen. Mikronährstoffe sind

- Vitamine,
- Mineralien und
- Spurenelemente.

Im Folgenden besprechen wir diejenigen, die für das Bindegewebe und die Zellstruktur sowie das Muskelgewebe am wichtigsten sind.

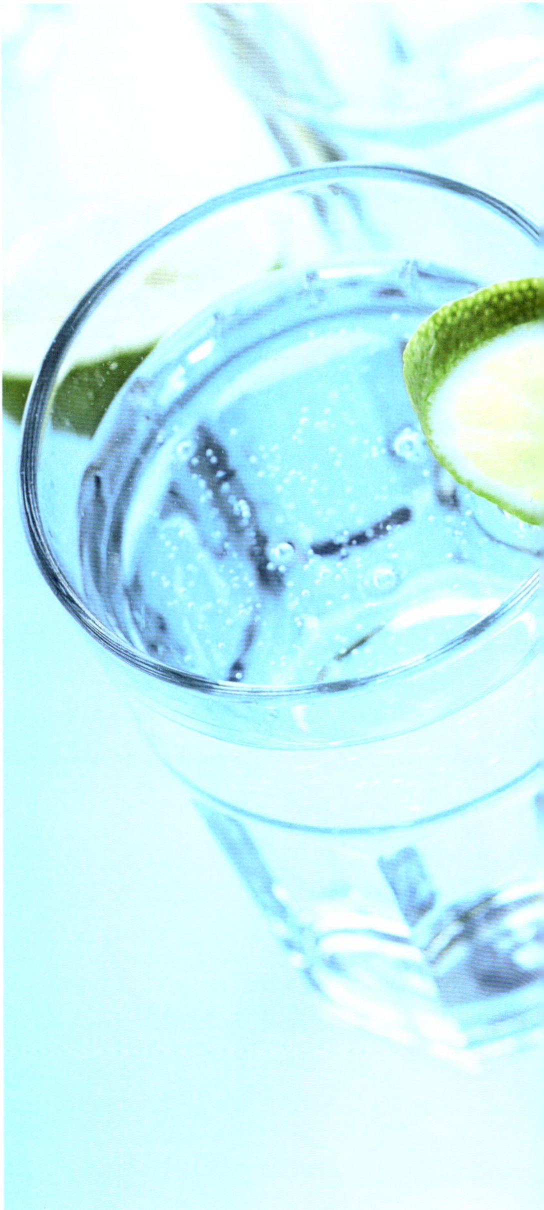

Magnesium und Calcium – in der Kombination stark

Es wird gern gesagt, dass man bei Krämpfen Magnesium nehmen soll. Das würde ich so nicht unbedingt unterschreiben, denn es könnte auch gefährlich werden, wenn man nur ein Mineral zuführt, da es meist nicht *ein* Mangel ist, sondern mehrere Mineralien gleichzeitig fehlen. Es ist immer ein Zusammenspiel vieler Faktoren, und hier eben vieler Mineralien, die meist nur im Verbund ihre optimale Wirkung erzielen. Das gilt auch für Magnesium. Vielleicht haben Sie es schon im Supermarkt gesehen: Oft werden Magnesium-Brausetabletten in einer Mischform mit Calcium und Vitamin D3 angeboten. Das ist auch gut so, denn man hat herausgefunden, dass die Mineralien nur in der richtigen Mischung und Konzentration ihre Wirkung entfalten.

Wir merken uns: Für einen reibungslosen Zellstoffwechsel und beste Leitungsergebnisse brauchen wir Magnesium, Calcium und Vitamin D3. Diese Wirkstoffkombination ist unschlagbar und zwingend für den Zellstoffwechsel erforderlich.

Der Tagesbedarf an Calcium beträgt für Jugendliche und Erwachsene ca. 1000–1200 mg pro Tag. Der Tagesbedarf an Magnesium für Jugendliche und Erwachsene beträgt ca. 400 mg pro Tag. Hier finden Sie Calcium und Magnesium in Nahrungsmitteln:

Die besten Nahrungsmittel für Calcium und Magnesium

NAHRUNGSMITTEL	CALCIUMGEHALT IN mg/100 g	MAGNESIUMGEHALT IN mg/100 g
grüne Bohnen	55	24
Brokkoli	65	15
Emmentaler	960	33
fettarme Milch	120	12
Himbeeren	40	30
Linsen	75	77
Parmesan	1230	42
Weizenkleie	43	590

Kleiner Hinweis

Bedenken Sie bitte immer, dass es fast unmöglich ist, den tatsächlichen Bedarf an den Mengen über die Nahrung zu sich zu nehmen, insbesondere weil wir nie wissen, was in den Nahrungsmitteln tatsächlich noch enthalten ist.

Vitamin D – die Kraft der Sonne

90 Prozent aller Westeuropäer haben einen Vitamin-D-Mangel. Warum? Ganz einfach, weil der Körper Vitamin D nur dann selbst produzieren kann, wenn er ausreichend Sonnenlicht bekommt. Das geschieht, wenn man täglich 30 Minuten in kurzen Hosen und kurzen Ärmeln in

der Sonne sitzt. Da gerade wir Westeuropäer zum einen nicht das ganze Jahr Sonne haben und auch nicht täglich in der Sonne sitzen (können), liegt es auf der Hand, dass wir einen Vitamin-D-Mangel haben. Möchten Sie gern wissen, ob bei Ihnen dieser Mangel vorliegt, dann lassen Sie ihn von Ihrem Hausarzt bestimmen. Ich gehe jede Wette ein, dass er bei Ihnen zu gering ist, wenn Sie sich Vitamin D nicht als Präparat zugeführt haben.

Denken Sie an die Osteoporose, den Knochenschwund. Denken Sie an Ihre Haut und an Ihre Zellen und deren Verfall. Sie können das alles aufhalten oder zumindest verlangsamen, wenn Sie das Richtige tun. Vitamin D ist nicht nur für die Zellen wichtig, sondern auch für Ihre Stimmung. Viele Menschen, die zu depressiven Verstimmungen neigen, haben einen Vitamin-D-Mangel.

Sie sehen, Vitamin D macht mehr als nur Zellen gesund. Deshalb ist es notwendig, dass Sie über dieses Wissen verfügen, es ernstnehmen und umsetzen. Natürlich gebe ich Ihnen auch eine Einnahme-Empfehlung für diese Stoffe. Die angegebenen Mengen sind nebenwirkungsfrei und helfen Ihnen erheblich beim Aufbau und der Pflege Ihrer Körpers.

Es spricht nichts dagegen, bis zu 4000 I.E täglich zu nehmen. Mehr würde ich aber nicht empfehlen. Vitamin D gehört zu den fettlöslichen Vitaminen und sollte deshalb nicht ohne Fett eingenommen werden. Deshalb empfiehlt sich die gleichzeitige Einnahme von Omega-Kapseln. Damit stellt man sicher, dass es direkt aufgenommen werden kann. Sollten Sie andere einschlägige Literatur zu Rate ziehen, werden Sie erheblich geringere Dosierungen sehen. Es liegt an Ihnen, was Sie daraus machen. Die Mindestmenge sind 400 I.E. pro Tag, die höchste 4000 I.E. Wählen Sie die Mitte und Sie haben eine gute Grundversorgung sichergestellt.

Mikronährstoffe: Die Beschäftigung damit lohnt sich!

Es gibt wesentlich mehr Mikronährstoffe als diese drei, und viele sind (lebens-)notwendig für einen guten Zellstoffwechsel und das Bindegewebe. Insgesamt 47! Ich möchte hier nur auf die wichtigsten und bekanntesten eingehen und Ihnen ans Herz legen, sich selbst weiter mit dem Thema Mikronährstoffe zu beschäftigen und ihm viel Bedeutung und Beachtung zu schenken. Online informiere ich Sie gern näher, und dort können Sie sich auch Videos und Vorträge darüber ansehen, wenn es Sie interessiert. Mir ist an dieser Stelle nur wichtig, dass Sie ein Grundverständnis erlangen und nun wissen, dass für einen guten und regen Zellstoffwechsel mehr nötig ist als nur Rollen und Wassertrinken.

Zink – mehr als nur ein Mineral

Ein Mineral, das ich Ihnen ebenfalls ans Herz legen möchte, weil es für einen guten Zellaufbau unabdingbar ist und dennoch sehr oft vergessen wird: Zink! Der tägliche Bedarf eines Erwachsenen wird mit 7–10 mg angegeben. Das ist die Mindestmenge, die der Körper braucht, um überhaupt zu leben. Aber wir wollen ja nicht nur leben, wir wollen das Optimum. Deshalb kann ich Ihnen ohne Risiken 50 mg pro Tag empfehlen. Dagegen spricht überhaupt nichts, und Sie werden sehen, es wird Ihnen guttun.

Die besten Nahrungsmittel für Zink

LEBENSMITTEL	ZINK IN mg/100 g
Naturreis	1,5
Buchweizen, ganzes Korn	2,7
Weizenmehl Type 1700	3,2
geröstete Erdnüsse	3,4
getrocknete Linsen	3,7
Paranüsse	4
Haferflocken	4,1
Edamer, 30 % Fett i. Tr.	5,3
Kürbiskerne	7

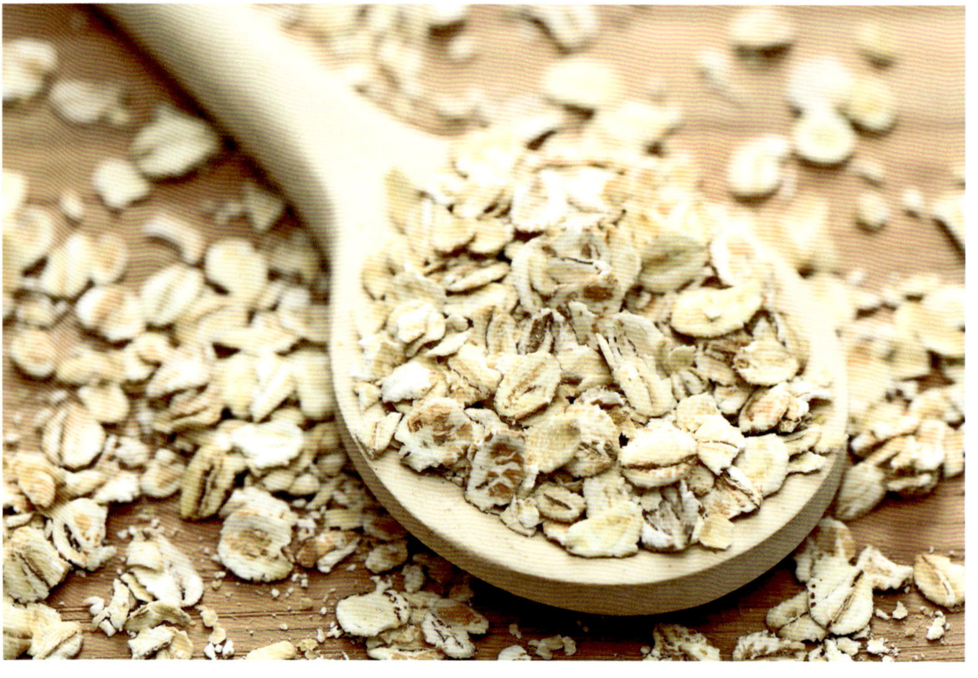

Vitamin C – der absolute Zellschutz

Was sehr oft unterschätzt und fast gar nicht in Verbindung mit Zellen und Gewebe gebracht wird, ist das bekannteste aller Vitamine, das Vitamin C. Es ist für mich die Ur-Mutter aller Vitamine und das Vitamin, das wir am dringendsten brauchen und ohne das ein Leben nicht möglich wäre. Das haben im Übrigen britische Schiffsärzte im 18. Jahrhundert herausgefunden. Auf langen Schiffsreisen erkrankten die Matrosen regelmäßig an Muskelschmerzen, das Zahnfleisch verfaulte, die Zähne fielen aus, auf der Haut traten purpurne Flecken auf: Die Männer litten an Skorbut, einer der schlimmsten Vitaminmangel-Erkrankungen. Fehlt nämlich dem Körper über lange Zeit (etwa drei bis vier Monate) Vitamin C, kann er kein Kollagen produzieren. Und wie wir wissen, ist es genau dieser Eiweißstoff, der das Bindegewebe im menschlichen Körper stützt. Als der berühmte Entdecker James Cook 1776 auf See ging, nahm er Sauerkraut und Zitrusfrüchte mit und achtete sorgfältig darauf, dass sie auch gegessen wurden. Und siehe da: Die Symptome verschwanden und alle blieben gesund.

Merken Sie etwas? Vitamin C schützt den Körper vor Zerfall! Es schützt die Zellen und stellt somit das effektivste Vitamin für das Gewebe dar. Man nennt diese Art von Vitaminen auch Antioxidantien. Damit ist gemeint, dass die Zelle vor dem Zerfall, der Oxidation, geschützt wird.

Was viele nicht wissen, ist, dass man es in großen Mengen nehmen soll und kann. Die ursprüngliche Empfehlung der Deutschen Gesellschaft für Ernährung (DGE), 95 mg für Frauen und 110 mg für Männer, stellt meiner Meinung nach leider keinen ausreichenden Zellschutz dar, sie dient lediglich dem Überleben des Körpers und dem Schutz vor Mangelerkrankungen. Aber wenn man jeder Zelle des Körpers einen Schutzmantel geben möchte, rate ich Ihnen, 1–4 g pro Tag zu sich zunehmen. Bitte nicht in Pulverform, denn das kann Durchfall verursachen. Es gibt tolle Kapseln und Tabletten, die sich im Darm zeitverzögert auflösen und somit einen kontinuierlichen Zustrom von Vitamin C gewährleisten. Das ist perfekt, kostet nicht viel und schützt nicht nur Ihre Zellen, sondern stärkt auch noch Ihr Immunsystem. Einfach klasse! Eine Überdosierung ist nicht möglich, denn Vitamin C ist wasserlöslich, und wenn Sie zu viel nehmen, dann wird es einfach ausgeleitet.

Was viele auch nicht wissen, ist, dass Vitamin C gegen die nephrotoxische Wirkung von z. B. Paracetamol oder anderen Medikamenten wirkt, es schützt also die Nieren. Es gibt nur ein sehr geringes Risiko dafür, dass Vitamin C Nierensteine begünstigt – und das auch nur bei Männern und nicht bei Frauen. Wenn man es aber so einnimmt, wie ich es hier empfehle, dann wird dies nicht der Fall sein, da ich auch andere Nahrungsergänzungsmittel empfehle, die in Summe die Nieren schützen und nicht schädigen.

Sie werden sehen, Sie werden Vitamin C zu schätzen lernen, wenn Sie es dauerhaft und in hoher Dosierung nehmen. Nicht nur Ihr Bindegewebe wird es Ihnen danken, Sie werden auch weniger krank und infektanfällig. Und wenn Sie doch mal eine Grippe erwischt, dann geht die wesentlich schneller vorüber, wenn Sie das Vitamin C so hoch dosieren. Wie gesagt, keine Angst, keine Nebenwirkungen, nur positive Wirkungen.

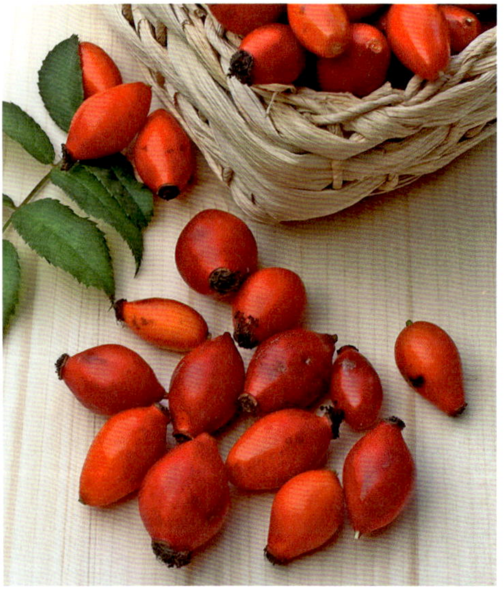

Die besten Nahrungsmittel für Vitamin C

LEBENSMITTEL	VITAMIN-C-GEHALT IN mg/100 g
Kiwi	121
grüne Paprika	139
rote Paprika	140
Petersilie	166
schwarze Johannisbeere	189
Guave	270
Sanddorn	500
Hagebutte	1250
Acerolakirsche	1700

Nahrungsergänzungsmittel – eine perfekte Sinfonie

Ein einzelnes Mineral oder Vitamin oder Spurenelement kann manchmal auch schädlich sein. Beispiel: Beta-Carotin. Aber im Zusammenspiel mit Vitamin D ist es ein super Schutz vor Lungenkrebs! Vitamin C allein kann das Risiko für Nierensteine bei Männern leicht (!) erhöhen, aber in Kombination mit Magnesium und Wasser wieder senken.

Der menschliche Körper ist wie ein fein abgestimmtes perfektes Orchester. Man kann nicht einfach ein Instrument hinzu- oder wegnehmen. Nur das richtige Zusammenspiel ergibt die perfekte Sinfonie.

Vitamin E – für Haut und Bindegewebe

Vitamin E ist ein Vitamin, das besonders Frauen interessiert, denn es hat etwas mit der Haut zu tun. Frauen wird bei Schwangerschaften immer gesagt: „Nimm Vitamin E und am besten noch eine Vitamin-E-Creme, die schützt vor Schwangerschaftsstreifen." Und ja, das stimmt. Vitamin E hat eine schützende Wirkung insbesondere auf Hautzellen und stellt somit das „Haut-Vitamin" dar. Was viele nicht wissen, ist, dass es auch noch sehr viele tolle andere Eigenschaften und Funktionen im Körper hat. Es wirkt

- anti-oxidativ, also zellschützend,
- anti-entzündlich,
- anti-rheumatisch,
- anti-allergisch,
- anti-aging, also zellreparierend, und
- immunstärkend.

Ein Vitamin-E-Mangel ist nicht sehr schön, da er folgenschwere Auswirkungen haben kann. Krankheiten und Risiken, die damit in Verbindung gebracht werden, sind unter anderem ein gesteigertes Krebsrisiko, eine hohe Gefahr für Arteriosklerose und Diabetes Typ 2 und nicht zuletzt Muskelschwäche. Deshalb holen Sie sich bitte ein gutes Präparat, das Sie mit diesen guten Vitaminen versorgt.

Die besten Nahrungsmittel für Vitamin E

LEBENSMITTEL	VITAMIN-E-GEHALT IN mg/100 g
europäische Walnüsse	6
Paranüsse	7,6
Erdnüsse	8,8
Pinienkerne	13,6
Macadamianüsse	15
süße Mandeln	26,1
Haselnüsse	26,3
Sonnenblumenkerne	37,8

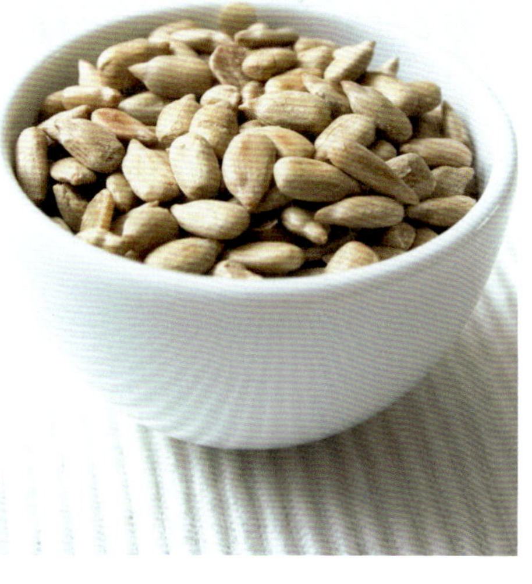

Folsäure – unabdingbar fürs Zellwachstum

Folsäure kann der Körper, ebenso wie Vitamin D, nicht selbst herstellen. Deshalb müssen Sie Folsäure von außen zuführen. Sie gehört zu den B-Vitaminen (B9), die essentiell, also lebensnotwendig sind, denn sie ist an Wachstumsprozessen im Körper, der Zellteilung und der Blutbildung beteiligt. Besonders Schwangere oder Frauen mit Kinderwunsch wissen, wie wichtig Folsäure ist. Aber auch für alle anderen gilt: Nehmen Sie bitte Folsäure. Es ist gerade für die Zellteilung extrem wichtig! Auch für die DNA-Synthese und das Zellwachstum ist es unabdingbar, das gilt besonders, wenn man älter wird. Gerade Gewebe mit einem hohen Zellumsatz wie das Knochenmark brauchen viel Folsäure. Sie führt zu einer Verbesserung der Blutfettwerte, sorgt dafür, dass wir nicht mehr so müde sind, und kann Herzbeschwerden vorbeugen.

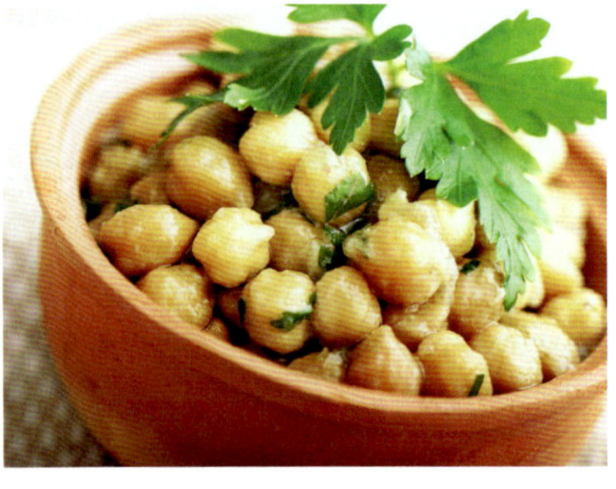

Die besten Nahrungsmittel für Folsäure

LEBENSMITTEL	FOLSÄURE-GEHALT IN µg/100 g
Brokkoli	111
Petersilie	116
Blumenkohl	125
Erdnüsse	126
Kidneybohnen	130
Mungobohnen	140
Feldsalat	145
Spinat	145
Erbsen	159
Linsen	170
Meeresalgen	180
Rosenkohl	182
Grünkohl	190
Kichererbsen	340

Eisen – für Blut, Sauerstoff und Haut

Frauen leiden häufiger an einem Eisenmangel als Männer, was häufiger auf die Regelblutung zurückzuführen ist als auf zu wenig Nährstoffe, die zugeführt werden. Eisen ist aber ein extrem wichtiger Bestandteil unseres Körpers und unseres Blutes. Es ist für die Blutbildung, den Bluttransport und vor allem den Sauerstofftransport im Blut verantwortlich. Sollten Sie unter Luftnot oder Ausdauerproblemen sowie Müdigkeit leiden, sollten Sie Ihre Eisenwerte vom Arzt bestimmen lassen. Eine ausreichende Versorgung mit Eisen wirkt Wunder und gibt Kraft und Luft. Probieren Sie es aus!

Die tägliche Zufuhr sollte zwischen 15 mg und 30 mg liegen. Bei einem akuten Eisenmangel kann man auch 100 mg pro Tag nehmen. Bitte achten Sie darauf, dass Sie ein gutes Präparat wählen, und lesen Sie immer die Einnahmeempfehlung. Es gibt Präparate, die sollte man nicht zu einer Mahlzeit nehmen, und wenn man es nicht gewohnt ist, kann es passieren, dass einem leicht übel wird. Keine Angst, das kommt sehr selten vor, aber ich möchte darauf hinweisen. Lassen Sie auf alle Fälle erst Ihre Werte vom Hausarzt bestimmen.

Die besten Nahrungsmittel für Eisen

LEBENSMITTEL	EISEN-GEHALT IN mg/100 g
Hafer, ganzes Korn	5,8
Sonnenblumenkerne	6,3
Pfifferlinge	6,5
Austern	6,7
Hühnerei, Eigelb	7,2
Jakobsmuscheln	7,5
Leinsamen	8,2
Sauerampfer	8,5
Hirse, ganzes Korn	9
Pinienkerne	9,2
Mohn	9,5
Sesam	10
Kürbiskerne	12,5

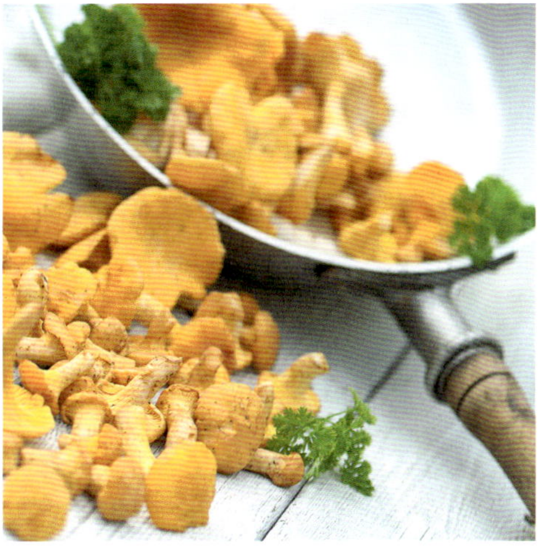

Die optimale Nährstoffversorgung auf einen Blick

Sie fragen sich mit Sicherheit, ob ich weiß, wovon ich spreche. Schließlich haben Sie bis heute auch ohne diese ganzen „Mittelchen“ gut gelebt, und warum sollten Sie das nicht weiterhin tun? Ja, das stimmt. Aber wie ich schon gesagt habe, das Ziel ist nicht, alt zu werden, denn das ist ja keine Kunst. Die Kunst ist, alt zu werden, aber nicht alt zu sein, und das geht meiner Ansicht nur mit der richtigen Nährstoffversorgung. Ihr Körper wird sich sonst nach und nach selbst abbauen und Sie werden immer weniger und kleiner und „zerfallen“ in sich. Das trifft es genau: Der Körper frisst sich selbst auf, weil er von uns nicht das bekommt, was er braucht. Deshalb schreibe ich Ihnen hier ein ganzes Kapitel über Makro- und Mikronährstoffe: damit Sie nicht zerfallen.

Fragen Sie doch mal ältere Menschen um sich herum, was es ihnen wert wäre, wenn sie noch mal 30 wären und ihren damaligen Körper wiederbekommen könnten. Ich denke, dieser Zustand ist unbezahlbar, und genau den müssen Sie sich vor Augen halten. Was ich Ihnen hier verrate und mit auf den Weg gebe, ermöglicht Ihnen, Ihrem Körper alles zu geben, damit er sich nicht selbst zerstört. Darum freuen Sie sich jetzt einfach darüber, dass Sie dieses Buch in Händen halten und mit diesem neuen Wissen ab sofort dem Zerfall Ihrer Zellen den Kampf ansagen können.

Meine Empfehlung: Informieren Sie sich

Investieren Sie einen Monat Zeit in dieses Thema und Sie werden sehen, es lohnt sich und Sie werden begeistert sein. Holen Sie sich die „Grundversorgung“ und trinken Sie viel. Ich verkaufe weder Pillen noch bekomme ich Prozente von Nahrungsergänzungsmittelherstellern. Ich empfehle Ihnen das alles aus dem Wissen und der Überzeugung heraus, dass Sie davon begeistert sein werden und Ihre Gesundheit dadurch gefördert, gesteigert und erhalten bleibt!

Nutzen Sie bitte dieses Wissen für sich und Ihren Körper. Die Zeiten sind wirklich vorbei, dass wir über Nährstoffmangel reden müssen, denn alles steht uns in Hülle und Fülle zur Verfügung. Trotzdem haben die meisten Menschen Nährstoff- und Vitaminmangelerscheinungen. Das muss nicht sein! Nehmen Sie Ihren Körper ernst und nehmen Sie vor allem auch seine Bedürfnisse ernst. Mikronährstoffe leisten viel mehr für Sie, als Sie sich vorstellen können. Schreiben Sie mich gern jederzeit bei Fragen dazu an. Dafür bin ich da. Wir haben diese Themen weitreichend recherchiert und gut für Sie aufbereitet. In meinem Online-Coaching gibt es tolle Informationsvideos dazu.

Wir fassen zusammen: Für Ihr Bindegewebe und Ihren Zellstoffwechsel sollte mindestens Folgendes auf dem Speiseplan stehen:

- Magnesium: 400–800 mg pro Tag, morgens und abends eine Tablette
- Calcium: 800–2000 mg pro Tag, morgens und abends in Kombination mit Magnesium
- Vitamin D: 1000–4000 I.E. pro Tag, morgens als Tabletten oder Tropfen
- Zink: 50–75 mg pro Tag, morgens und abends
- Vitamin C: 1000–4000 mg pro Tag, über den Tag verteilt in Kapseln/Tabletten
- Vitamin E: 100–200 mg pro Tag, morgens als Tablette
- Omega-3-, -6- und -9-Fettsäuren: bis zu 5000 mg pro Tag über den Tag verteilt, gern als Kapseln
- Vitamin B9 (Folsäure): 400–600 µg pro Tag, morgens als Tablette
- Eisen: 15–30 mg pro Tag, bei Mangel bis zu 100 mg pro Tag, meist zwischen den Mahlzeiten

Kleine Empfehlung am Rande: Bei den Eiweißbausteinen kann ich Ihnen empfehlen auf verzweigtkettige Aminosäuren zurückzugreifen, ohne hier komplizierte Ausführungen dazu zu geben. In Sportbedarfsläden oder im Internet finden Sie ausreichend Angebote zu den sogenannten BCAAs.

Ich möchte, dass Ihnen bewusst wird, dass Sie, wenn Sie dieser absolut genialen Maschine Körper die optimale Versorgung von Nährstoffen und Nahrung zukommen lassen, wirklich das Optimum aus sich herausholen können. Im normalen Leben möchten Sie doch auch immer das Beste und geben sich nicht mit weniger zufrieden. Warum akzeptieren wir Menschen dann, dass unser Körper streikt und Wehwehchen entwickelt? Ich sage ganz klar Nein dazu. Mit dem Wissen von heute ist mir bewusst, dass wir in der Lage sind, das Beste aus unserem Körper zu machen und das Beste aus ihm rauszuholen. Wir haben die besten Nährstoffe, die beste Ernährung, das beste Wissen und die besten Mittel. Wir verfügen über die besten Analyseverfahren und wissen heute viel mehr als noch vor zehn oder zwanzig Jahren. Machen Sie sich das bewusst. Zehn Jahre in der Forschung und der Medizin sind eine Ewigkeit. Deshalb kann ich Ihnen heute auch so viel darüber erzählen, weil stetig danach geforscht wird: Wir suchen nach Wegen, fit und gesund alt zu werden und lange etwas vom Leben zu haben.

Und jetzt: Nicht länger gezögert, los geht's mit dem praktischen Teil! Sie können es bestimmt schon kaum mehr erwarten!

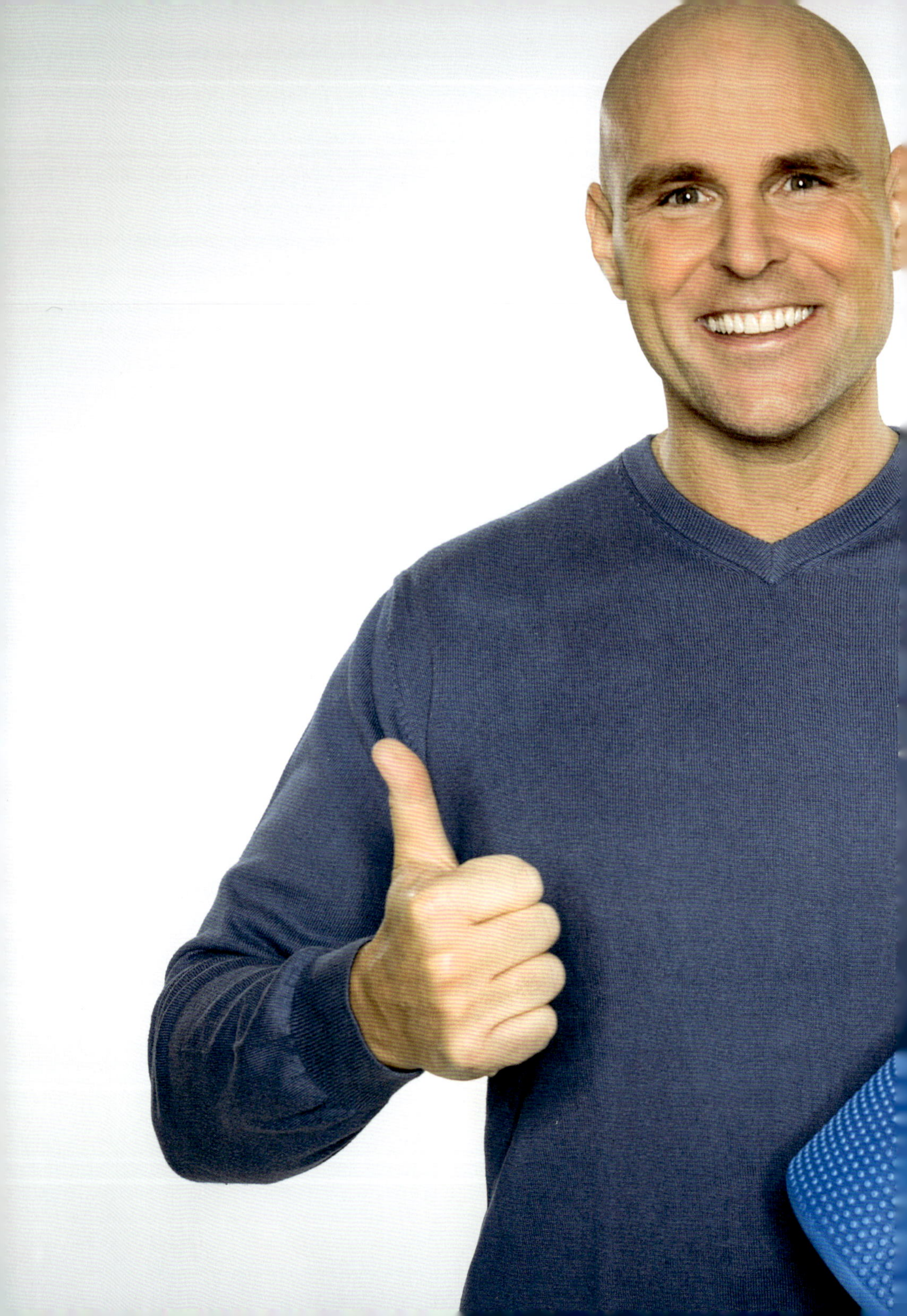

DAS TRAINING – DAS PROGRAMM – DAS COACHING

Scharren Sie schon mit den Hufen? Möchten Sie endlich so richtig ins Training einsteigen? Gut so! Zuvor werden wir noch kurz ermitteln, wo Sie im Moment stehen: Wie beweglich, wie kräftig, wie verspannt, wie blockiert sind Sie? Und dann dürfen Sie gespannt sein auf vier Wochen, die Ihr Leben verändern werden, mit gezielten Übungen – für ein langes, gesundes und aktives Leben!

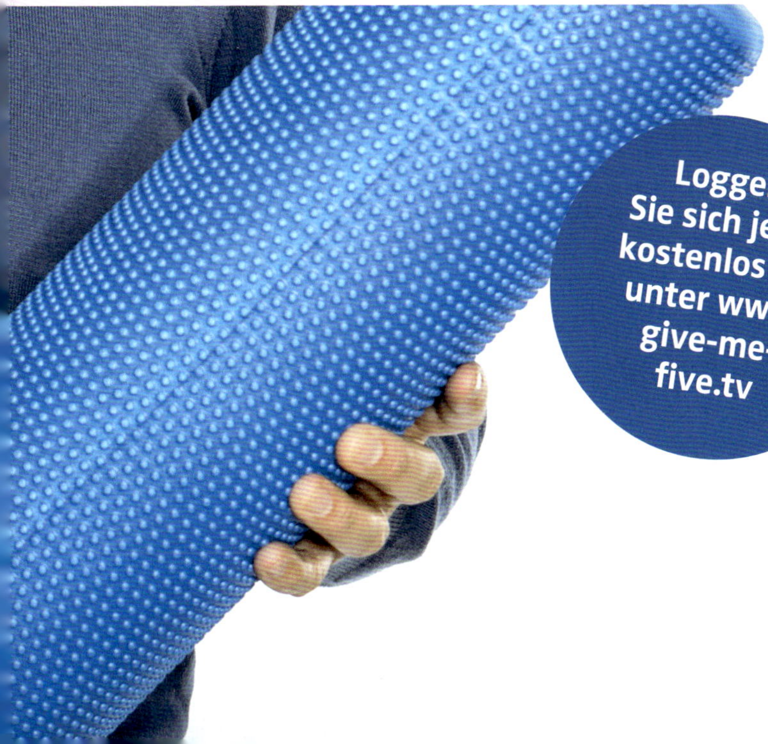

Loggen Sie sich jetzt kostenlos ein unter www.give-me-five.tv

Die Funktionstests – wo stehen Sie?

Lassen Sie uns nun zu den Tests kommen, die einfacher sind, als Sie sich vorstellen können. Sie brauchen dafür nichts, nur etwas Zeit. Wir schauen mal nach der Funktionalität und Beweglichkeit Ihrer Muskeln. Mein Wunsch wäre es, dass Sie diesen Test in vier Wochen wiederholen und mit Freude feststellen, dass mein Training Ihnen etwas gebracht hat. Es ist nicht viel, was ich von Ihnen verlange: nur 5 Minuten am Tag. Widmen Sie diese täglichen 5 Minuten Ihrem Körper, und es wird Ihnen wesentlich besser gehen.

Los geht's! Melden Sie sich direkt zu Ihrem persönlichen Online-Coaching mit mir an. Gehen Sie einfach ins Internet und aktivieren Sie Ihren Zugang kostenlos unter www.give-me-five.tv oder laden Sie sich die kostenlose App auf Ihr Handy oder Tablet. Und Ihre 5 Minuten beginnen! Und nicht vergessen: Ich bin für Sie da. Wenn Sie Fragen haben, schreiben Sie mir einfach.

Zu Beginn des Trainings sollten Sie sich fragen, ob Sie gesund sind und sich in der Lage fühlen, das Training durchzuführen. Denken Sie bitte dran: Nicht jeder Tag ist gleich, und wir sind nicht immer gleich fit.

Was ich mit Ihnen vorhabe, ist nicht immer einfach und stellt Sie vor so manche Herausforderung. Daher: Machen Sie bitte immer nur das, was Sie sich zutrauen und was Ihnen guttut! Vergessen Sie nicht, ich selbst mache das schon mehr als 20 Jahre, bitte erwarten Sie also von sich selbst keine Wunder und vor allem: Vergleichen Sie sich nicht! Ich möchte sicherstellen, dass Sie sich nicht demotivieren lassen, denn ich erlebe oft, dass Teilnehmer denken, es muss immer alles sofort gelingen. Wenn Sie gerade erst anfangen, sich mit dem Thema Faszien zu beschäftigen, dann stellen Sie sich einfach vor, Sie holen nach 20 Jahren einen Oldtimer aus der Garage. Es dauert, bis der wieder richtig rund läuft, aber er wird laufen!

Eiweißzufuhr: wichtig!
Wenn wir Faszien und Bindegewebe trainieren, dehnen und auch überdehnen, dann entstehen kleinste Mikrofaserrisse im Gewebe. Das ist nicht schlimm, das wollen wir so. Es ist gut und ist ein Effekt, den wir brauchen, sonst wird das Gewebe nicht stärker und straffer. Aber wir müssen sicherstellen, dass diese Risse anschließend auch wieder gut ausheilen. Das gelingt nur mit ausreichend Nährstoffen im Körper. Wie Sie erfahren haben, ist der Baustein jeden Gewebes Eiweiß, also Proteine. Aus diesem Grund ist es von elementarer Bedeutung, dass Sie den Körper damit versorgen.

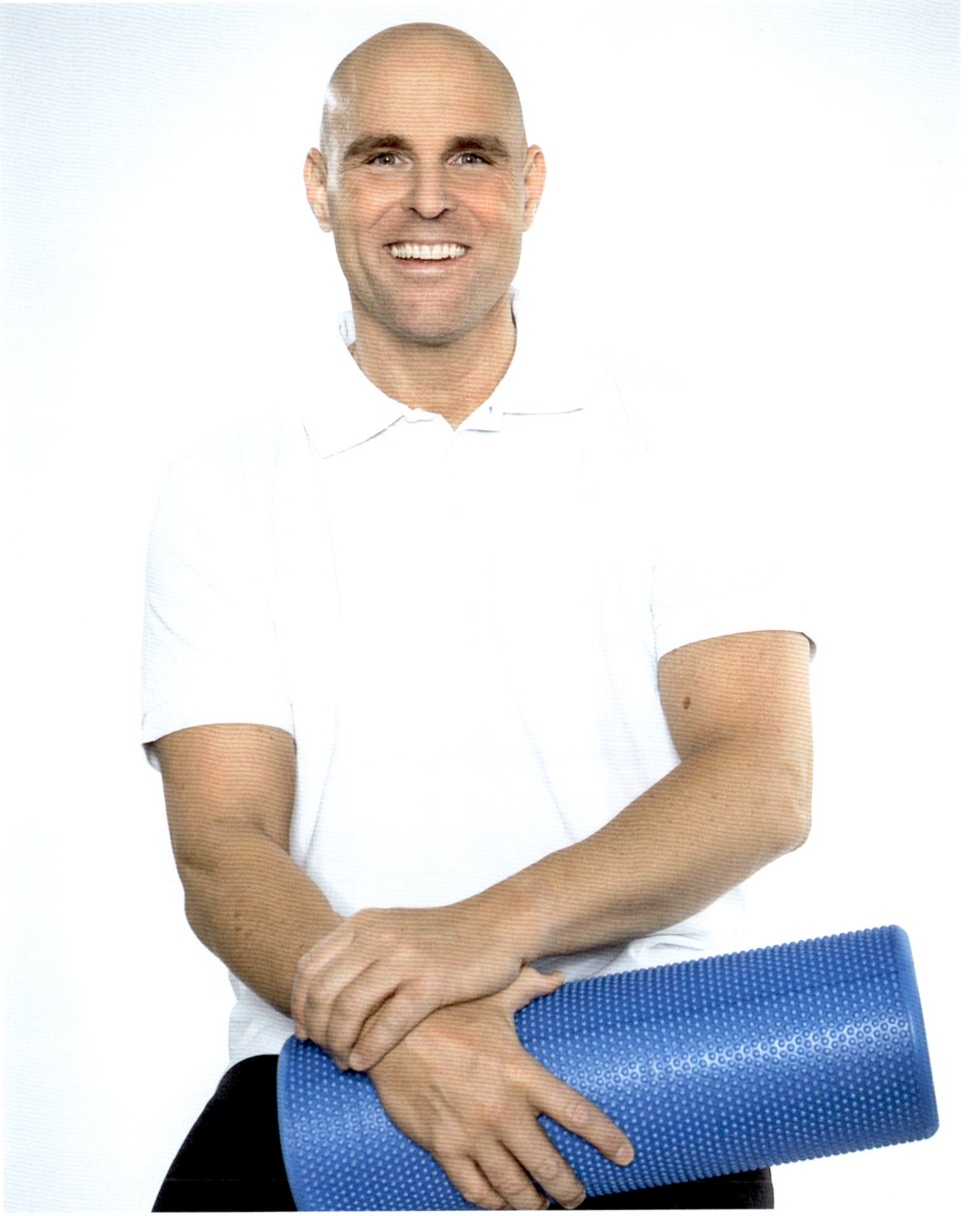

Dehnen – aber richtig

Um die Faszien und das Bindegewebe zu trainieren, muss man wissen, wie das Gewebe funktioniert. Dehnen ist hier das Schlüsselwort. Aber es kommt auf die Technik des Dehnens an, denn einfach nur den Muskel in die Länge ziehen ist zwar ganz nett, bringt aber nicht viel. Warum? Beim Dehnen ziehen wir das Gewebe nur auseinander, was dazu führt, dass sich das Gewebe, wenn wir aus der Dehnung gehen, wieder zusammenzieht. Wer das Bindegewebe wirklich trainieren möchte, muss in der Dehnung anfangen, leicht zu wippen und zu federn. Wundern Sie sich nicht, wenn Sie es aus einem „normalen" Stretchingkurs kennen, dass gerade nicht gewippt wird – für die Faszien müssen wir es tun. Es sind zwei ganz unterschiedliche Ansätze, die beide richtig sind. Im unserem Fall bedeutet es, dass durch das Wippen und Federn ein Unterdruck in den Zellen und somit ein Sog entsteht, der Flüssigkeit und Nährstoffe in die Zellen zieht. Dadurch erhalten die Zellen neue Spannkraft.

Das allerdings setzt voraus, dass Sie sich vorher ausreichend Flüssigkeit und Nährstoffe zugeführt haben. Ich erlebe es immer wieder, dass Teilnehmer zu mir kommen und sagen, es tut sich nichts. Wenn ich dann nach Flüssigkeit und Elektrolyten frage, stellt sich heraus, dass darauf kein gesteigerter Wert gelegt und viel zu wenig getrunken wurde. Unterschätzen Sie bitte diese Wirkung nicht! Es wäre fatal, würde Ihr Vorhaben torpedieren und Ihre ganzen Anstrengungen zunichtemachen.

Und lassen Sie sich bitte Zeit beim Wippen und Federn. Wir reden hier nicht von hektischen Bewegungen, sondern wirklich von langsamem Nachwippen. In den Videos können Sie das genau beobachten, wenn Sie den entsprechenden Takt bzw. das Tempo einhalten, das ich Ihnen vorgebe.

Die Schmerzskala

Zur Erinnerung: Vergessen Sie nicht, Bindegewebe, Faszien, Bänder und Sehnen brauchen 300 bis 500 Tage, um sich zu erneuern und sich auf neue Belastungen einzustellen. Merken werden Sie sofort etwas, aber bis Ihr Körper tatsächlich auf diese Belastungen mit Wachstum, Erneuerung und kontinuierlichem Erfolg reagiert, vergehen ein paar Tage.

Bevor wir mit den Funktionstests beginnen, möchte ich Ihnen noch kurz die Schmerzskala vorstellen. Die brauchen wir, damit Sie Ihre Fortschritte besser einordnen können. Sie müssen wissen, wo Sie stehen, bevor wir anfangen. Es ist leichter, die Motivation hochzuhalten, wenn Sie Ihre Fortschritte vor Augen haben! Die

Schmerzskala ist nichts Weltbewegendes, nur eine Einordnung Ihrer Empfindungen, denn es wird Übungen und Stellen geben, die Ihnen keine Freude bereiten, und dann ist es gut zu wissen, wo Sie stehen, wie Sie sich verbessern und wie sich Ihr Empfinden bessert.

Wir definieren eine Skala von 1 bis 10. 1 bedeutet keine Schmerzen und keine Schwierigkeiten, in die Bewegung bzw. Übung zu kommen. 10 bedeutet unsagbare Schmerzen und keine Chance, in die Übung zu kommen. Eine 5 bedeutet, es ist auszuhalten, aber es ist recht unangenehm. Die Schmerzskala soll Ihnen die Möglichkeit geben, Ihren Stand besser einzuordnen. Bewerten Sie in bestimmten Abständen die Schmerzskala immer wieder neu, dann haben Sie es schriftlich, wie Sie sich entwickeln und ob mein Programm Ihnen etwas bringt. Ich bin absolut überzeugt davon, dass Sie wesentliche Fortschritte und Verbesserungen erzielen werden, auch wenn Sie nur 5 Minuten täglich üben. Gleichzeitig haben wir gleich eine nette Diskussionsgrundlage, wenn Sie mit mir in Kontakt treten möchten. Nehmen Sie mich beim Wort und schreiben Sie mir einfach! Ich antworte definitiv selbst. Probieren Sie es aus!

Schmerzskala

	LINKE KÖRPERHÄLFTE									
Halswirbelsäule	1	2	3	4	5	6	7	8	9	10
	1	2	3	4	5	6	7	8	9	10
Schulter	1	2	3	4	5	6	7	8	9	10
	1	2	3	4	5	6	7	8	9	10
Nacken	1	2	3	4	5	6	7	8	9	10
	1	2	3	4	5	6	7	8	9	10
Ellenbogen	1	2	3	4	5	6	7	8	9	10
	1	2	3	4	5	6	7	8	9	10
Handgelenk	1	2	3	4	5	6	7	8	9	10
	1	2	3	4	5	6	7	8	9	10
oberer Rücken	1	2	3	4	5	6	7	8	9	10
	1	2	3	4	5	6	7	8	9	10
unterer Rücken	1	2	3	4	5	6	7	8	9	10
	1	2	3	4	5	6	7	8	9	10
Hüfte	1	2	3	4	5	6	7	8	9	10
	1	2	3	4	5	6	7	8	9	10
Oberschenkel	1	2	3	4	5	6	7	8	9	10
	1	2	3	4	5	6	7	8	9	10
Knie	1	2	3	4	5	6	7	8	9	10
	1	2	3	4	5	6	7	8	9	10
Wade	1	2	3	4	5	6	7	8	9	10
	1	2	3	4	5	6	7	8	9	10
Ferse	1	2	3	4	5	6	7	8	9	10
	1	2	3	4	5	6	7	8	9	10
Legende:	1 = keine Schmerzen 10 = unerträgliche Schmerzen									

	RECHTE KÖRPERHÄLFTE									
vorher	1	2	3	4	5	6	7	8	9	10
nachher	1	2	3	4	5	6	7	8	9	10
vorher	1	2	3	4	5	6	7	8	9	10
nachher	1	2	3	4	5	6	7	8	9	10
vorher	1	2	3	4	5	6	7	8	9	10
nachher	1	2	3	4	5	6	7	8	9	10
vorher	1	2	3	4	5	6	7	8	9	10
nachher	1	2	3	4	5	6	7	8	9	10
vorher	1	2	3	4	5	6	7	8	9	10
nachher	1	2	3	4	5	6	7	8	9	10
vorher	1	2	3	4	5	6	7	8	9	10
nachher	1	2	3	4	5	6	7	8	9	10
vorher	1	2	3	4	5	6	7	8	9	10
nachher	1	2	3	4	5	6	7	8	9	10
vorher	1	2	3	4	5	6	7	8	9	10
nachher	1	2	3	4	5	6	7	8	9	10
vorher	1	2	3	4	5	6	7	8	9	10
nachher	1	2	3	4	5	6	7	8	9	10
vorher	1	2	3	4	5	6	7	8	9	10
nachher	1	2	3	4	5	6	7	8	9	10
vorher	1	2	3	4	5	6	7	8	9	10
nachher	1	2	3	4	5	6	7	8	9	10
vorher	1	2	3	4	5	6	7	8	9	10
nachher	1	2	3	4	5	6	7	8	9	10

Nicht so günstig bzw. höchste Eisenbahn ist es, wenn Sie schon Schmerzen haben, bevor wir überhaupt anfangen. Aber auch dann kann Ihnen nichts passieren: Mit den Funktionstests und den Übungen können Sie sich nicht schaden.

Berücksichtigen Sie bitte Folgendes: Wir reden in der Therapie oft von einer Erstverschlimmerung. Diese kann auftreten, muss aber nicht. Es bedeutet: Wenn Sie schon Schmerzen haben oder Ihnen etwas wehtut und Sie machen die Übungen, dann kann es sein, dass die Beschwerden am nächsten Tag noch schlimmer werden. Ein Trost: Sie sollten nach spätestens drei Tagen wieder weg sein. Hören Sie einfach auf Ihren Körper. Der sagt Ihnen schon sehr genau, was er gut findet und was nicht.

Ich habe schon deutlich gemacht, dass Faszientraining kein Ausflug ins Landschulheim ist und definitiv eine unangenehme Sache darstellt. Ist ja eigentlich klar: Wir ziehen unsere Fasern, Bänder, Sehnen, Muskeln und Haut in die Länge. Das ist so ähnlich, als würde man ein Pflaster abziehen. Aber ich kann Ihnen sagen, es wird ein tolles Gefühl nach jeder Übung geben. Sie werden sich wie neu fühlen und denken, Sie sind völlig befreit und gelöst.

Die Funktionstests

Schalten Sie während der Tests alles ab und aus und versuchen Sie, nur Ihren Körper wahrzunehmen. Gehen wir nun durch den Körper, Stück für Stück. Wir fangen unten an, wo alles beginnt: bei unserem Fundament, den Füßen.

Test 1: Stand, Fuß, Achillessehne und Wade

In meinem Buch über den Rücken kläre ich sehr deutlich über die Rolle der Füße und den Stand auf. Dabei vergleiche ich Ihre Füße und Ihren Stand mit dem Fundament eines Hauses. Ein Fundament, das nicht richtig gegossen ist, sorgt dafür, dass das Haus schief steht, sich Risse im Mauerwerk bilden und das Dach irgendwann undicht wird. Daran können Sie erkennen, was mit Ihnen geschieht, wenn Sie Ihre Füße und Ihren Stand nicht beachten. Durch verkürzte Fußmuskeln und eine verhärtete Achillessehne kann sich Ihr Stand wesentlich verschlechtern und zu schwerwiegenden Problemen im ganzen Körper führen. Aus diesem Grund werden Sie von mir immer wieder Hinweise zur „Fußpflege“ erhalten, aber in einem ganz anderen Kontext, als sich das jetzt vielleicht liest.

Die Füße sind der Spiegel unseres Körpers. Machen Sie sich bewusst, dass die

Füße das untere Ende Ihres Körpers darstellen. Das obere Ende ist Ihr Zentralnervensystem, das sich in Ihrem Kopf befindet. Das untere Ende dieses Nervensystems befindet sich in den Fußsohlen. Das haben Sie bestimmt schon mal gehört: Fußreflexzonenmassage. Das bedeutet, dass die „Nervenenden“ in Ihren Füßen aktiviert und massiert werden. Das hat Auswirkungen auf den gesamten Organismus. Sollten Sie skeptisch sein, probieren Sie mal so eine Massage aus. In der TCM (Traditionellen Chinesischen Medizin) weiß man schon seit Jahrtausenden um die Bedeutung der Fußreflexzonen. Ich zeige Ihnen auf S. 126 Übungen, die Ihnen die Bedeutung und die Effektivität dieser Zonen noch weiter verdeutlichen werden.

Stand-Test: Füße

Stellen Sie sich hüftbreit und parallel auf. Lassen Sie Schultern und Arme locker fallen und stehen Sie barfuß ganz entspannt da. Fühlen Sie sich in Ihre Füße und „erfühlen“ Sie Ihren Stand. Wie steht Ihr Fuß auf dem Boden? Wo hat er wie viel Kontakt zum Boden? Wie fühlt sich der Stand an? Versuchen Sie, bequem zu stehen und schauen Sie, wie Sie in einer Minute noch stehen. Sollten Sie es nicht aushalten, eine Minute so zu stehen, ohne sich bewegen zu müssen, dann wissen Sie, dass hier Handlungsbedarf besteht. Sollten Sie spüren, dass Ihr Fuß nicht vollflächig aufliegt, dann werden Sie die nächsten Wochen lieben.

Stand-Test: Füße

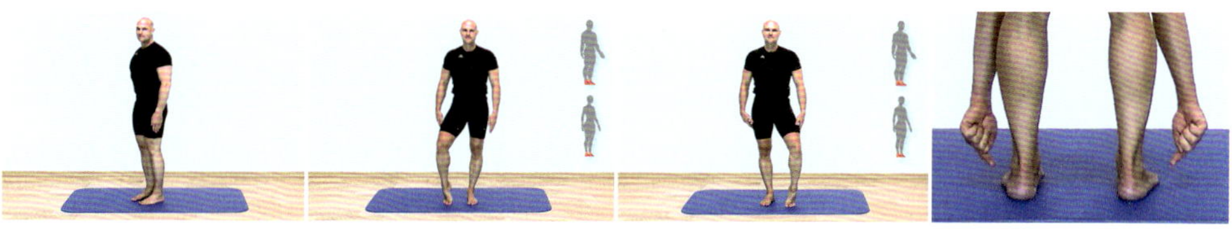

Dehnungs-Test: Achillessehne

Fassen Sie doch einfach Ihre Achillessehne an und prägen sich die Konsistenz ein. Sollte sie sich wie ein Stahlseil anfühlen, dann sollten Sie vorsichtig sein mit Joggen, Tennis oder Badminton. Die Achillessehne soll schon stramm und fest sein, aber nicht wie ein Drahtseil, eher elastisch und vor allem schmerzfrei. Stellen Sie sich nun schulterbreit hin und machen Sie einen großen Schritt nach vorn. Gehen Sie nun mit dem vorderen Fuß immer ein Stückchen weiter, bis Sie merken, dass die hintere Ferse sich vom Boden löst. Aufgabe ist es, den Stand so groß wie möglich zu machen und dabei das hintere Bein gestreckt und die Ferse auf dem Boden zu lassen. Schauen Sie, bis wohin Sie kommen. Merken Sie sich Ihre Schrittweite und das Gefühl am Fersenansatz. Bitte machen Sie das Gleiche mit der anderen Seite.

Tast-Test: Wade

Gehen Sie mit leichtem Druck Ihres Daumens die Achillessehne hinauf bis zur Wade. Fühlen Sie, wo der Übergang von der Achillessehne zum Wadenmuskel ist, und drücken Sie da mal kräftig hinein. Sollte das stark schmerzen, wird es höchste Zeit, aktiv zu werden!

Dehnungs-Test: Achillessehne

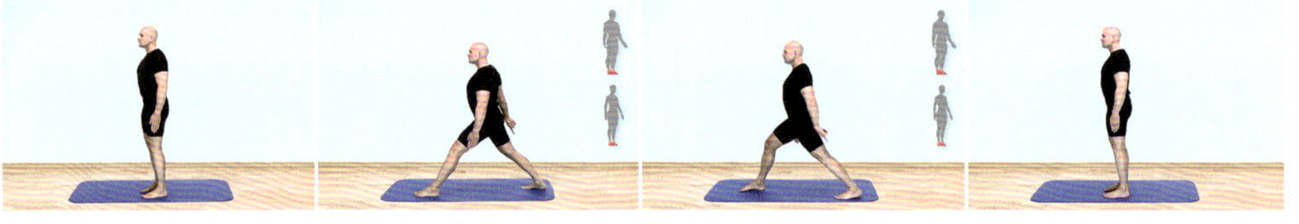

Tast-Test: Wade

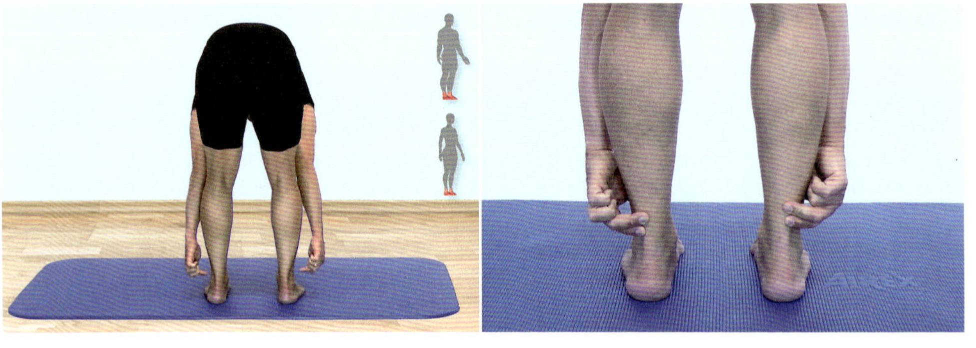

Test 2: Knie, Oberschenkel, Hüfte

Verkürzte Muskeln, Bänder und Sehnen sind oftmals der Beginn von Entzündungen in den Gelenken. Da Muskeln, Bänder und Sehnen meist ihren Ursprung an Gelenken haben, herrscht dort bei einer Verkürzung der meiste Zug und somit liegt dort eine große Kraft an. Auf Dauerspannung gehaltene Muskel-Bänder-Sehnen-Ansätze können nur mit Überlastung reagieren, und das merken wir insbesondere, wie gerade gezeigt, in der Wade und besonders auch im Knie.

Tast-Test: Kniekehle

Setzen Sie sich hin. Stellen Sie Ihre Füße auf, so dass Ihre Unterschenkel mit dem Oberschenkel einen 90-Grad-Winkel bilden. Dann nehmen Sie den Zeige- und Mittelfinger und tasten mit leichtem Druck Ihre Kniekehle ab. Sollte sich dort ein Knubbel befinden, der auf Druck wehtut, dann wissen Sie, dass Sie verstärkt Wade und hinteren Oberschenkel dehnen müssen. Sollte der Knubbel recht hart sein und sehr wehtun, würde ich einen Besuch beim Orthopäden empfehlen, um abzuklären, was vorliegt.

Gerade das Knie und die Hüfte sind sehr empfindliche Gelenke, die auf verkürzte Muskulatur reagieren. Sie machen beide sehr viel mit, aber wenn sie sich schmerzhaft bemerkbar machen, ist es höchste Zeit, etwas zu unternehmen. Das Knie wird nicht nur durch die Wade, sondern auch durch den Quadrizeps (der große vordere Oberschenkelmuskel) beeinflusst. Deshalb ist es wichtig, auch den vorderen Oberschenkel gut zu dehnen und die Muskulatur dort weich und elastisch zu halten. Sollten Sie schon Knieprobleme haben, dann sollten Sie vermehrt die Oberschenkel- und Wadenmuskeln bearbeiten. Der Körper verzeiht viel, wenn man eine Zeitlang etwas richtig macht.

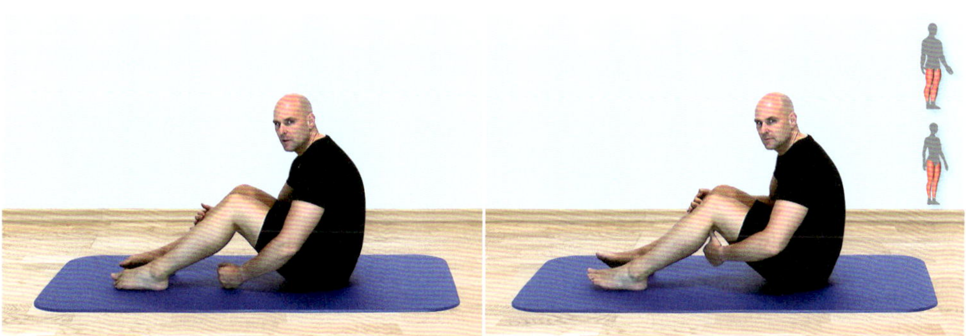

Tast-Test: Kniekehle

Tast-Test: Oberschenkel

Tasten Sie Ihren Oberschenkel ab. Fühlen Sie die verschiedenen Bereiche. Insbesondere Innen- und Außenschenkel. Da spürt man so richtig den Unterschied. Der Außenschenkel ist meist extrem fest und hart, der Innenschenkel dagegen sehr weich und stellt bei vielen eine Schwachstelle dar. Das liegt in der Tatsache begründet, dass wir von Kindesbeinen an die Außenschenkel zur Stabilisierung unseres Ganges nutzen und dieses Gewebe dadurch einfach vermehrt „aushärtet" und der Innenschenkel weniger genutzt wird. Schauen Sie sich das Video dazu an, darin zeige ich Ihnen, wo genau Sie tasten sollen und was dabei zu beachten ist.

Generell schadet es nicht, immer mal wieder Ihre Muskelansätze abzutasten und zu schauen, wie empfindlich diese auf Druck reagieren. Sollte ein Muskel-Sehnen-Ansatz schmerzen, dann wissen Sie, es wird wieder Zeit, sich mit dem Faszientraining zu beschäftigen. Gerade die Ansätze der Hüftmuskulatur und des Hüftbeugers sind extrem anfällig für Entzündungen und Verkürzungen. Der Hüftbeuger ist einer der stärksten Muskeln in unserem Körper, obwohl wir ihn selten aktiv trainieren. Das liegt daran, dass er bei jeder Bewegung, die wir tun, dabei ist. Der Hüftbeuger verbindet den Unterkörper mit dem Oberkörper und hilft uns beim Gehen, Stehen, Beugen, Bücken, Neigen, Sitzen und Aufstehen. Schauen Sie sich das Bild dazu an, dann bekommen Sie eine Vorstellung davon, wie stark dieser Muskel ist – und das schon ohne aktives Training! Aber da wir uns sehr zu „Sitz-Bürgern" entwickelt haben, hat der Hüftbeuger leider keine andere Wahl, als sich zu verkürzen. Was bedeutet das nun genau? Wenn dieser Muskel, der so stark ist, sich zusammenzieht (was nichts anderes bedeutet, als dass er sich verkürzt), dann übt er auf Beine, Hüfte und Oberkörper einen großen Zug aus, dem diese keinen gleich großen Widerstand entgegensetzen können. Denken Sie an Newton: Actio-Reactio-Prinzip. Das heißt, wenn dieser so wichtige Muskel verkürzt, kommt es unweigerlich zu Fehlstellungen im ganzen Körper. Lassen Sie uns dazu einen Test machen.

Tast-Test: Oberschenkel

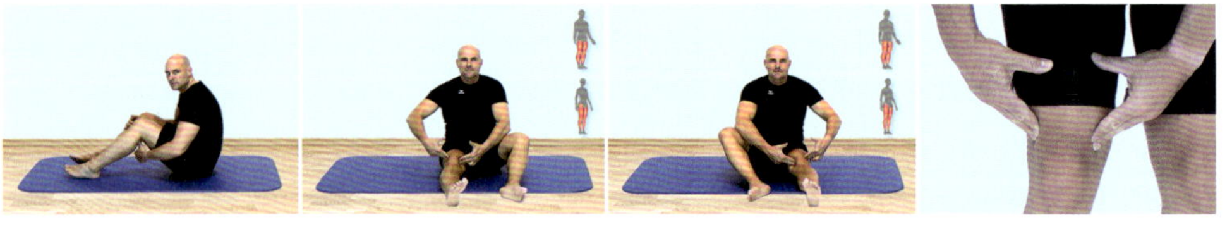

Dehnungs-Test: Hüftbeuger

Für diesen erhellenden Test brauchen Sie vier bis fünf Minuten. Bitte nicht abrupt aufhören, sondern am Ende langsam aus der Übung gehen, genießen und schauen, wie es sich anfühlt.

Stellen Sie sich hüftbreit hin, barfuß. Machen Sie dann einen großen Schritt, indem Sie das rechte Bein weit nach hinten stellen. Stehen Sie stabil. Stellen Sie die Füße lieber ein bisschen weiter auseinander, dann stehen Sie stabiler. Stellen Sie nun die Zehenspitzen des hinteren Fußes auf und gehen Sie Stück für Stück weiter nach hinten und machen den Schritt immer größer. Sie müssten ein Ziehen in der Hüfte und im Oberschenkel spüren. Wenn das so ist, dann sind wir auf dem richtigen Weg. Haben Sie das Gefühl, es geht nicht mehr weiter, dann bleiben Sie so stehen und fixieren sich. Nehmen Sie nun den rechten Arm soweit Sie können nach oben Richtung Decke. Strecken und ziehen Sie sich soweit es geht auseinander. Sie sollten nun ein großes Ziehen in der Rumpfmitte und der Hüfte spüren. Wenn das so ist, dann ist das super. Wippen Sie nun leicht mit dem Arm nach hinten in die Spannung hinein. Wippen Sie ca. 30 bis 40 Sekunden leicht nach.

Lösen Sie langsam die Übung auf und gehen Sie ein bisschen auf der Stelle. Keine Angst, es ist normal, dass es sich jetzt anfühlt, als würden Sie in ein Loch treten. Ja, so fühlt es sich an, wenn alles mal locker ist und man wieder seine „normale" Länge hat. Toll, oder? Selbstverständlich sollten Sie das jetzt auch auf der anderen Seite machen, sonst laufen Sie den ganzen Tag schief.

Dehnungs-Test: Hüftbeuger

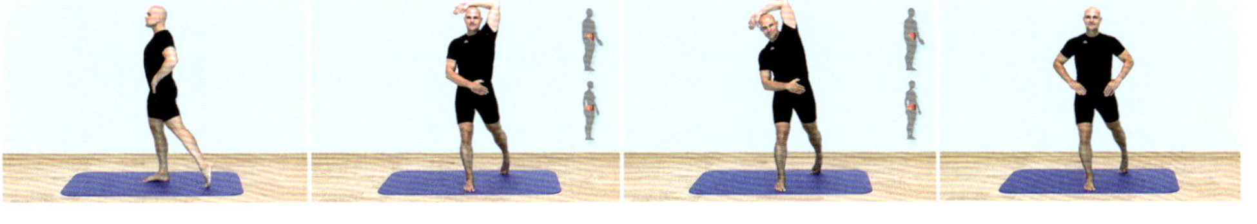

Test 3: Unterer Rücken und Po

Der untere Rücken ist der Bereich, der den meisten Menschen die größten Probleme bereitet. Das liegt an dem oben beschriebenen Hüftbeuger. Es liegt nicht, wie viele denken, an den Bandscheiben oder an den Muskeln, sondern an dem fortwährenden Zug des Hüftbeugers an der Körpermitte und den daraus resultierenden Kräften, die für ein abnormales Ungleichgewicht sorgen. Der Hüftbeuger ist aber nicht allein ursächlich für diese große Diskrepanz. Machen Sie sich kurz bewusst, wann Sie das letzte Mal aktiv Ihren Po trainiert haben. Der große Po-Muskel (Glutaeus maximus) ist ebenfalls ein Gegenspieler des Hüftbeugers und leistet ihm Widerstand. Wenn Sie ihn also verkümmern lassen, hat der Hüftbeuger leichtes Spiel mit seinen „Deformationen" des Körpers.

Jetzt zeige ich Ihnen, wie man den Zug, den der Hüftbeuger im unteren Rücken auslöst, aufhebt oder verringert.

Dehnungs-Test: Rückenstrecker und Po

Hüftbreiter Stand. Beide Füße parallel aufstellen und Beine fast durchgedrückt. Dann nehmen Sie beide Hände vor sich auf die Oberschenkel. Gehen Sie nun ganz langsam immer ein Stückchen tiefer nach vorne unten. Lassen Sie dabei die Beine fast durchgedrückt und machen Sie sich im Rücken rund. Gehen Sie mit den Händen an die Knie und stützen Sie dort Ihren Oberkörper mit den Armen ab. Dann gehen Sie mit dem Rücken tiefer. Immer weiter. Nehmen Sie dann die Spannung aus dem Bauch und gehen tiefer. Nehmen Sie die Hände von den Knien und gehen Sie so tief Sie können. Bleiben Sie am tiefsten Punkt. Merken Sie sich diesen. Fangen Sie jetzt wieder mit dem leichten Wippen an. Erst in die Mitte, ca. 30 Sekunden.

Dann zum rechten Fuß wippen, auch wieder 30 Sekunden, dann zum linken Fuß 30 Sekunden und dann wieder in der Mitte wippen. Schauen Sie bitte, wie weit Sie nun kommen: Sie sollten ein ganzes Stück tiefer kommen als vorher. Lassen Sie sich Zeit und nehmen Sie beim Hochkommen die Hände wieder an die Knie und drücken Sie sich mit den Händen langsam nach oben. Oben angekommen warten Sie einen Moment, bevor Sie sich bewegen. Das Blut muss sich wieder verteilen. Am besten gehen Sie ein bisschen auf der Stelle.

Gehen Sie ein bisschen umher und schauen Sie mal, wie sich Ihr unterer Rücken anfühlt. Toll, oder? So befreit.

Dehnungs-Test: Rückenstrecker und Po, Vorderansicht

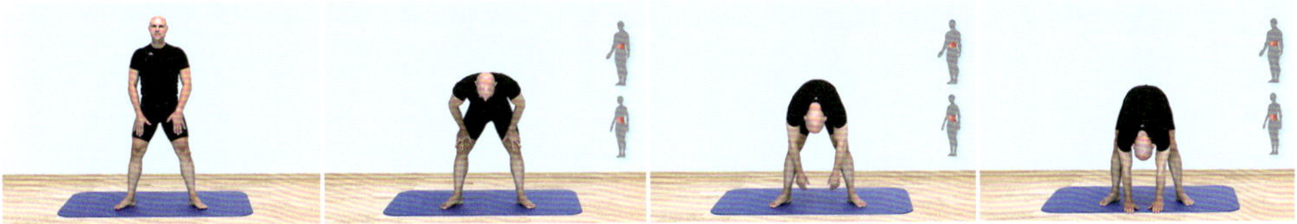

Dehnungs-Test: Rückenstrecker und Po, Seitenansicht

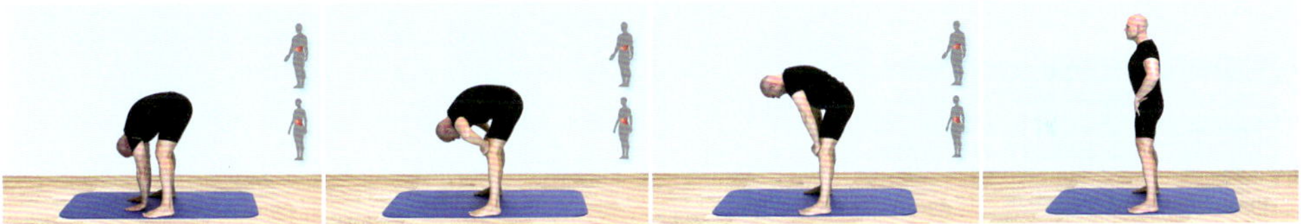

Dehnungs-Test: Rückenstrecker und Po, Drehung nach rechts und links

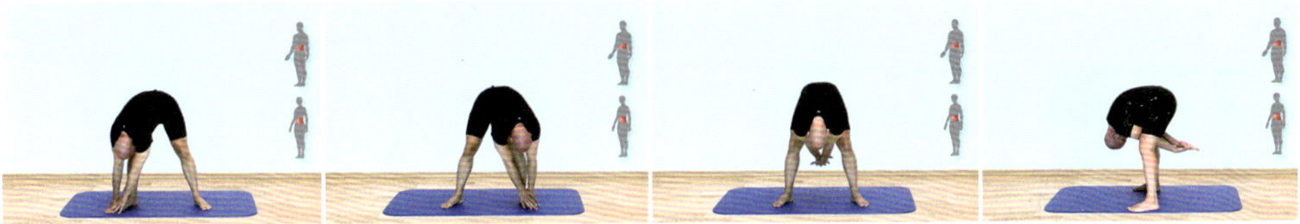

Test 4: Oberer Rücken und Kapuzenmuskel

Im Bereich des oberen Rückens plagen uns in der Regel zwischen den Schulterblättern die Schmerzen. Das liegt daran, dass wir diesen Bereich nicht wirklich aktiv bewegen, belasten und dehnen. Leider müssen der sogenannte Kapuzenmuskel (auch als Trapezmuskel bekannt) sowie die beiden sogenannten Rautenmuskeln, die alle direkt zwischen Schulterblättern und Wirbelsäule verlaufen, die schlimmsten Aufgaben unseres Bewegungsapparates erledigen. Dadurch, dass wir den ganzen Tag immer alles nach vorne machen, verkürzen die Brustmuskeln sowie die Schulter- und Armmuskeln. Was dazu führt (Actio-Reactio), dass der Kapuzenmuskel dagegenhalten muss. Dieser wird dadurch überlastet, verkürzt, verklebt, härtet aus und verursacht die bekannten Triggerpunkte. Ich zeige Ihnen jetzt eine Technik, wie wir das alles auf einmal lösen. Diesen Test finden Sie später in den Übungen wieder, weil er so unglaublich effektiv ist (siehe Seite 108/109, mit Fotos). Wir nehmen einfach vorne in der Brust die Verkürzung weg und somit die dort wirkende Kraft, und schon lässt auch der Rücken los.

Dehnungs-Test: oberer Rücken

Stellen Sie sich schulterbreit auf. Stehen Sie stabil. Breiten Sie beide Arme ganz weit aus. Strecken Sie sich richtig lang nach außen. Schieben Sie die Hände soweit vom Körper weg, wie Sie können. Drehen Sie die Daumen nach hinten und spüren den Effekt auf die Arme und die Schultern. Ziehen Sie nun die Hände richtig weit nach hinten und wippen vorsichtig mit den gesamten Armen nach hinten. Immer weiter, ca. 30 bis 40 Sekunden lang, aufziehen und wippen. Anschließend nehmen Sie bitte einen Arm runter, den anderen lassen Sie richtig weit hinten.

Nun nehmen Sie die freigewordene Hand und greifen mit den Fingern in die Achselhöhle des schwebenden Armes. Sie halten nun Ihren großen Brustmuskel (Pectoralis maior) in den Händen. Fassen Sie bitte beherzt zu und ziehen Sie fest an dem Muskel, so dass die Spannung in Schulter und Arm größer wird. Wippen Sie nun zusätzlich wieder mit dem Arm und unterstützen somit die Dehnung und die Faszien. Das machen Sie ebenfalls wieder 30 bis 40 Sekunden. Lösen Sie danach zuerst den Griff und lassen Sie dann langsam den Arm sinken. Leichtes Schulterkreisen rückwärts zum Abschluss. Nehmen Sie jetzt Ihre Schulter, den Arm und den Rücken wahr. Es sollte eine unbeschreibliche Erlösung sein. Wiederholen Sie die Übung auf der anderen Seite.

Ich genieße diese Übung sehr, weil sie zum einen das Schulter-Arm-Syndrom hervorragend behandelt und vor einer Sehnenscheidenentzündung in Ellenbogen und Hand schützt und zum anderen den oberen Rücken herrlich befreit. Gerade Büromenschen oder Menschen, die viel im Auto unterwegs sind, sollten diese Übung häufiger machen.

Test 5: Nacken, Hals, Schulter

Nacken, Hals und Schulter sind für viele Menschen eine sehr große Problemzone. Hier häufen sich die Beschwerden, und man fühlt sich machtlos und ratlos, wenn Nacken- und Kopfschmerzen auftreten. Dabei ist die Selbsthilfe hier so einfach.

Nehmen Sie das Kinn auf die Brust. Sollten Sie schmerzfrei mit dem Kinn auf die Brust kommen, dann ist das schon mal super. Bereitet es Ihnen Probleme und Sie kommen weder auf die Brust noch ist die Bewegung schmerzfrei, dann haben wir etwas zu tun.

Dehnungs-Test: Nacken

Richten Sie Ihre Nase geradeaus. Drehen Sie dann Ihr rechtes Ohr in Richtung der rechten Schulter. Neigen Sie nun den Kopf leicht nach vorn, als wollten Sie aus dieser Position wieder das Kinn auf die Brust bringen. Wippen Sie nun leicht nach vorne. Bitte nur leicht! Wiederholen Sie das für 30 bis 40 Sekunden, lösen Sie anschließend langsam und richten Sie die Nase wieder geradeaus. Anschließend drehen Sie den Kopf nach rechts und nach links und spüren mal dieses herrlich freie Gefühl. Das Ganze wiederholen Sie bitte auf der anderen Seite. Bei Bedarf gern täglich!

Dehnungs-Test: oberer Rücken

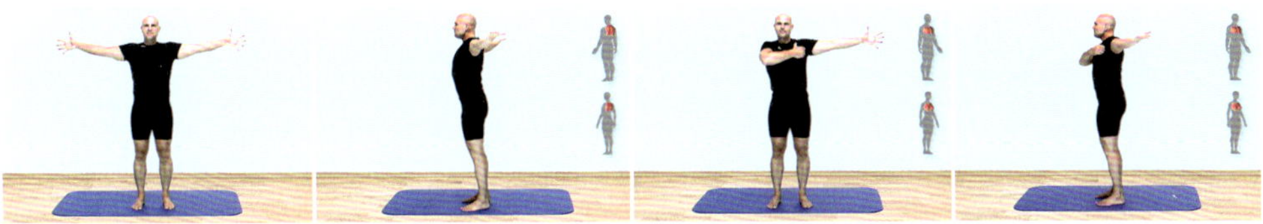

Dehnungs-Test: Nacken

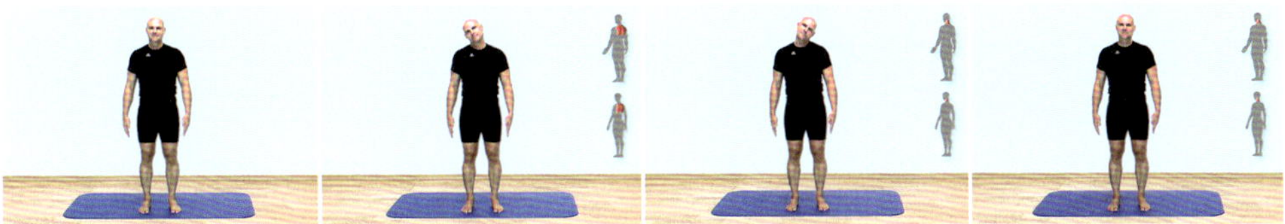

Eine wirkliche Besonderheit gibt es im Bereich Nacken und Hals noch zu erwähnen. Sollten sich Blockaden und Schiefstellungen sowie Triggerpunkte im Hals oder Nacken einstellen, dann drücken diese meist auf Nervenbahnen. Das ist zum einen sehr schmerzhaft, zum anderen auch nicht ganz ohne Folgen. Denn wenn eine Nervenbahn nicht ordnungsgemäß funktioniert, dann entsteht in der Regel ein (aus-)strahlender Schmerz. Im Bereich der Halswirbelsäule strahlen diese Schmerzen dann meist in die Schulter und in den Arm aus. Das hat zur Folge, dass sich die Muskeln und Sehnen, die parallel zu den Nervenbahnen laufen, entzünden. Dies kann dann unter anderem zu der weitläufig bekannten Sehnenscheidenentzündung führen. Sollte man diese nicht behandeln, kann sie sich bis in den Daumen ausweiten oder sich zu einem Karpaltunnelsyndrom entwickeln. Ursächlich hierfür können die Halswirbelsäule und die genannten Probleme sein.

Dehnungs-Test: Schulter und Schultergelenk

Versuchen Sie, mit der rechten Handfläche zwischen Ihre Schulterblätter zu kommen und die Handinnenfläche dort abzulegen. Das Gleiche dann mit der linken Hand. Sollte Ihnen das leichtfallen, dann wäre das super. Sollten Sie Schwierigkeiten dabei haben, seien Sie nicht enttäuscht, denn das wird in den nächsten Wochen besser. Sie können ja mal versuchen, beide Hände hinter Ihrem Rücken zu falten, so dass die kleinen Finger an der Wirbelsäule liegen und alle Finger nach oben zeigen, aber tun Sie sich bitte nicht weh! Das ist sehr schwer. Es stellt aber unser Ziel dar. In vier Wochen können Sie das!

Test 6:
Arm, Ellenbogen, Hand

Kommen wir nun zu einem sehr modernen Teil der Schmerzgeschichte. Schmerzen im Arm, insbesondere im Ellenbogen und im Unterarm, sowie in der Hand und dort insbesondere im Karpaltunnel kurz vor dem Daumengelenk nehmen drastisch zu. Aus meiner Sicht und Erfahrung

Dehnungs-Test: Schulter und Schultergelenk

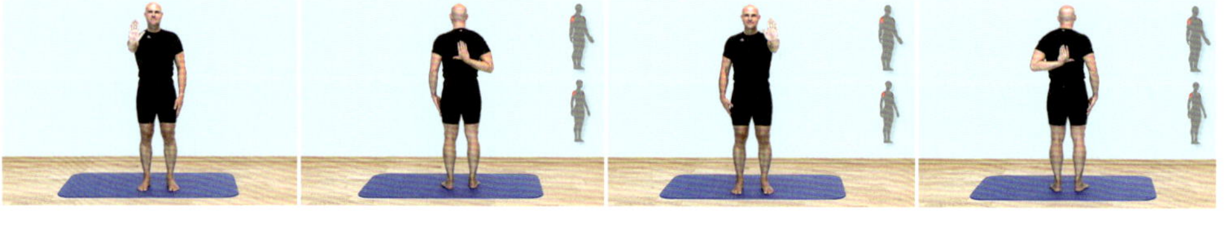

kein Wunder: Dies ist alles auf die vermehrte Computerarbeit zurückzuführen und auf mangelnden Ausgleich. Was früher der Tennisellenbogen war, ist heute der Mausarm. In den Videos zeige ich Ihnen leicht verständlich die Zusammenhänge. Sie werden überrascht sein, wie nah das alles beieinanderliegt.

Tast-Test: Ellenbogen

Tasten Sie mal Ihre Muskeln, Sehnen und Bänder rund um den Ellenbogen ab. Ruhig kräftig überall reindrücken. Sie werden schon merken, ob Sie richtig sind und ob Sie betroffen sind. Drücken Sie nicht auf den Knochen, drücken Sie die Muskelansätze des Unterarms. Das ist gar nicht so ohne. Das bekommen wir aber sehr leicht in den Griff, wobei ich jetzt schon sagen muss, dass diese Techniken für die Hände und Unterarme zu den weniger angenehmen gehören.

Dehnungs-Test: Ellenbogen und Hand

Stellen Sie sich locker hin. Nehmen Sie einen Arm ausgestreckt, waagerecht, vor sich. Lassen Sie nun die Handinnenfläche nach vorne zeigen und die Finger senkrecht nach oben, als wollten Sie jemandem das Stoppsignal zeigen. Dann nehmen Sie die andere Hand und ziehen langsam die aufgestellte Hand zu sich. Bitte nicht einfach nur die Finger ziehen, sondern direkt die ganze Hand. Es wird ein Ziehen im Unterarm entstehen. Das halten Sie bitte, dann wippen Sie mit der Hand zu sich hin und verstärken den Zug für 30 bis 40 Sekunden. Drehen Sie nun die Hand nach unten, so dass die Finger senkrecht nach unten und der Handrücken nach vorne zeigen. Nehmen Sie die freie Hand und ziehen Sie nun den Handrücken zu sich. Sie spüren ein Ziehen bis zum Ellenbogen. Wippen Sie, nachdem Sie 30 Sekunden gehalten haben, die Hand wieder vorsichtig zu sich hin.

Tast-Test: Ellenbogen

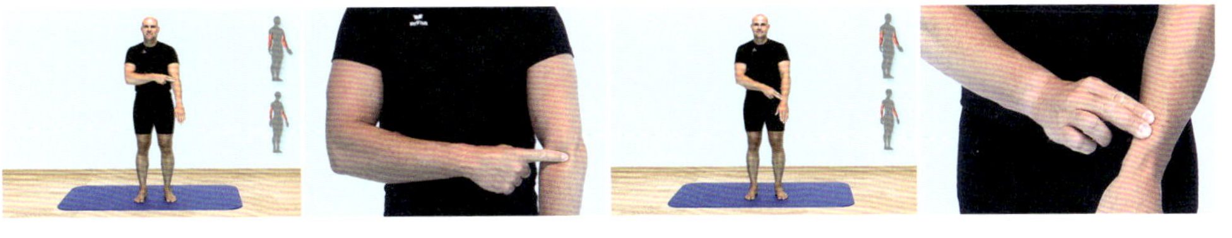

Dehnungs-Test: Ellenbogen und Hand

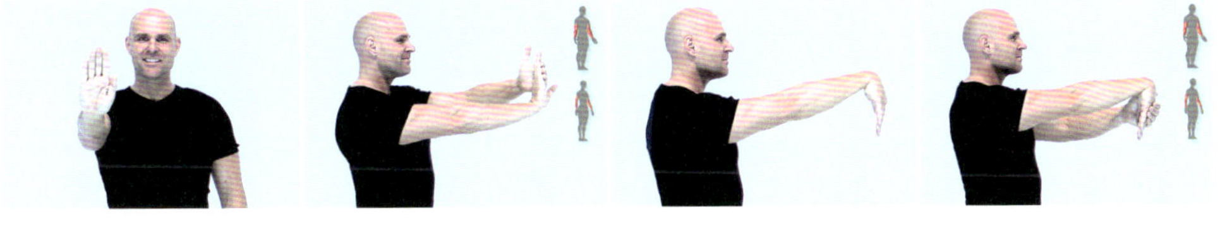

Die Trainingsphasen

Ziele definieren

Was soll ich sagen? Es ist kein Leichtes, seinen Körper fit zu halten. Es gibt wirklich viel zu beachten. Warum läuft ein Auto so problemlos? Und läuft ein Auto wirklich so problemlos oder haben wir einfach jemanden, der sich um die Instandhaltung kümmert? Ich denke, Letzteres ist der Fall. Bei Maschinen, Computern, Autos kümmern sich Spezialisten darum, dass alles reibungslos läuft. Beim Thema Körper ist es anders. Die meisten vertrauen hier auch auf Spezialisten und Ärzte und hoffen, wenn was klemmt, haben wir ja den Arzt, der es richtet. Ich muss Ihnen sagen: Ich bin froh, wenn ich keinen Arzt bemühen muss, und freue mich darüber, dass ich die meisten Dinge in und an meinem Körper selbst in den Griff bekomme. Verstehen Sie mich bitte nicht falsch. Dieses Buch soll auf keinen Fall den Arzt oder den Spezialisten ersetzen oder gar unnötig machen. Ich möchte nur, dass Sie ein bisschen mehr über sich und Ihren Körper lernen und verstehen, damit viele Dinge erst gar nicht entstehen, wenn man anfängt, etwas *für* den Körper zu tun.

Aus meiner persönlichen Einschätzung heraus ist es das größte Problem eines jeden Menschen zu definieren, was sein Ziel ist. Bei den meisten Dingen, etwa beruflichen Entscheidungen, tun wir uns wesentlich leichter als bei den Themen Körper, Gesundheit und Fitness. Die Floskeln „Ich will fit sein“, „Ich will schlank sein“ oder gar „Ich will nur gesund sein“ sind sehr leicht dahingesagt, haben aber für jeden Menschen eine völlig andere Bedeutung. Was bedeutet fit, gesund, schlank eigentlich für Sie?

Warum frage ich Sie das? Sehr einfach! Ich habe herausgefunden, dass Menschen ohne Ziel nicht lange motiviert sind und schnell aufgeben. Gerade beim Thema Gesundheit ist es eben mit bloßer Begeisterung am Anfang nicht getan. Hier ist Durchhaltevermögen und hohe Motivation gefragt. Aus diesem Grund versuche ich, in die Übungen auch viel Spaß miteinfließen zu lassen, wie Sie merken werden. Aus meiner Erfahrung heraus nutzt einem das ganze Wissen über den Körper nichts, wenn man keinen Spaß dabei empfindet, etwas für ihn zu tun. Spaß ist der Schlüssel zum Erfolg. Wir lieben Dinge, die uns Spaß und Freude bereiten. Das bescheinigen mir ganz viele Leser meines Rückenbuches. Ich habe viele Menschen, die sich vorher als bekennende Sportmuffel bezeichnet haben, dazu gebracht, das Gefühl des Muskelkaters lieben zu lernen und sich sogar darauf zu freuen! Können

Sie sich vorstellen, sich auf einen Muskelkater zu freuen? Ich schon, denn es ist ein herrliches Gefühl: Der Körper signalisiert, es hat etwas gebracht und geht voran!

Mein Ziel ist es, Ihnen den Spaß rüberzubringen, Ihnen zu zeigen, dass wir selbst bei den größten Schmerzen noch lachen können und es wirklich Freude macht, morgens die Augen aufzuschlagen und zu versuchen, sich an den Lkw zu erinnern, der einen gestern überfahren hat – und dann festzustellen, es war gar kein Lkw, es war nur das 5-Minuten-Training mit mir!

Ein Wort zur Methode

Alles, was ich mit Ihnen tue, hat einen Sinn, auch wenn ich manchmal vielleicht einen Scherz zu viel mache. Es ist sportwissenschaftlich nach den neuesten Erkenntnissen korrekt und sportmedizinisch völlig unproblematisch. Ich sage das deshalb, weil ich weiß, dass man durch meine saloppe und lustige Art manchmal die Ernsthaftigkeit des Ganzen in Frage stellen könnte. Seien Sie versichert, es ist alles korrekt und hat alles einen Sinn, und Sie werden sehen: Es wird Ihnen gut gehen!

Die beste Trainingszeit

Aus meiner Erfahrung heraus würde ich Ihnen empfehlen, morgens direkt anzufangen. Aufstehen, ein großes Glas Wasser mit Mineralien und Vitaminen trinken und dann loslegen. Danach ist der Tag Ihr Freund. Das wäre das Optimum. Das muss nicht zwingend sein, es ist nur mein Tipp für Sie! Trinken Sie bitte 20 bis 30 Minuten vor dem Training 300 bis 500 ml Wasser. So haben wir den optimalen Effekt fürs Gewebe, und Sie werden sehen, der Erfolg wird sich kurzfristig einstellen.

So bauen Sie das Training auf

1. Woche: Ihr Ziel für die erste Woche: Jeden Tag 5 Minuten Faszientraining mit mir. Täglich etwas anderes, täglich eine kleine Herausforderung. Nach 5 Minuten sind Sie wie neu. Geschafft, aber wie neu!

2. Woche: Für die zweite Woche nehmen Sie sich vor, einen Extra-Kurs online mit mir zu machen. Keine Angst, nur 30 Minuten. Entweder ein Bauch-Workout oder ein Rückenfit. Trauen Sie sich! Ich schlage Ihnen in Ihrem Trainingsplan, den ich extra für Sie erstellt habe, einfach ein paar Kurse zur Auswahl vor, und Sie machen den, der Ihnen am meisten liegt.

3. Woche: In der dritten Woche werden wir ein bisschen anspruchsvoller. Ich schlage Ihnen jetzt nicht nur einen Kurs vor, nein, ich schlage Ihnen mehrere Kurse vor. Das Ziel wäre, dass Sie zweimal eine 30-Minuten-Einheit zusätzlich mit mir pro Woche online machen. Was mir persönlich sehr am Herzen liegt, ist der Ganzkörpermobilisationskurs von mir. Den baue ich Ihnen auch in Ihren Trainingsplan mit ein. Machen Sie ihn bitte einmal! Wenn er Ihnen nicht gefällt, dann war es das, aber Sie müssen ihn einmal gemacht haben – Sie werden sehen, es wird Ihnen danach unglaublich gut gehen.

4. Woche: Woche vier wird kein Spaß und eher eine größere Herausforderung, denn ich baue Ihnen einfach zu dem täglichen 5-Minuten-Faszientraining einen halbstündigen Kurs dazu. Jeden Tag einen anderen. Dabei haben Sie die Wahl zwischen einer Aufzeichnung oder einem Live-Training mit mir. Melden Sie sich einfach an, dann haben Sie die Möglichkeit, live mit mir zu trainieren und sich dabei eine ganze Menge über Ihren Körper erzählen zu lassen. Naja – ab und zu werde ich auch ein bisschen laut, wenn ich merke, dass Sie nachlassen, aber in der Regel ist es sehr informativ und unterhaltsam, während wir uns gemeinsam quälen. Versuchen Sie es!

Nun will ich Sie nicht länger auf die Folter spannen! Nehmen Sie Ihren PC oder Ihr Tablet und gehen Sie auf www.give-me-five.tv. Mit dem Buch, das Sie in Händen halten, bekommen Sie auch das Online-Video-Coaching, Sie schließen kein Abo ab und kaufen auch keine Waschmaschine. Sie können selbstverständlich die Übungen auch ausschließlich mit dem Buch machen, aber es ist schon ein toller Luxus, dass ich mit Ihnen trainiere und Ihnen genau zeige, worauf Sie achten sollten. In den Videos zu den Trainings gibt es auch immer noch ein paar nette Hinweise.

Give me five – Das 4-Wochen-Faszientraining

Jetzt geht's los! Ich möchte Ihnen noch kurz die Systematik hinter dem Training und dem Trainingsplan erläutern, damit Sie sehen, dass es sich hier nicht um sinnlos aneinandergereihte Übungen handelt, sondern um Training mit System.

Die Informationsvideos: ein leichter Einstieg
Wir haben uns sehr viel Mühe gegeben, tolle Informationsvideos zu drehen, haben dort alles erklärt und zeigen Ihnen den Ablauf und worauf zu achten ist. Bitte schauen Sie sich die Informationsvideos an. Sie beantworten ganz viele Fragen und helfen Ihnen, einen guten Einstieg zu finden. Es ist wirklich einfach. Folgen Sie nur den Hinweisen. Danke!

Ich habe den Plan so erstellt, dass wir täglich eine andere Körperpartie trainieren. Dadurch beugen wir Übertraining vor und geben dem Körper immer wieder Zeit sich zu regenerieren. Das ist mehr als wichtig. Denken Sie bitte dran, dass Ihr Körper in der Ruhephase repariert, heilt und wächst. Deshalb muss man ihm diese Zeit unbedingt geben.

Tag 1: Fuß und Ferse
Tag 2: Waden- und Schienbein
Tag 3: Oberschenkel
Tag 4: Hüfte und Po
Tag 5: Lendenwirbelsäule und Bauch
Tag 6: oberer Rücken, Nacken, Hals
Tag 7: Schulter, Arm, Hand

Wir trainieren tägliche kurze Einheiten, die wir versuchen immer gleich aufzubauen. Ich sage mit Absicht versuchen, denn das wird nicht immer gelingen. Wir aktivieren das Zellgewebe direkt am Anfang mit einem schnellen Bewegen und später auf der Rolle mit kurzen schnellen Bewegungen. Das hilft, das Gewebe weich und locker zu machen und aktiviert den Zellstoffwechsel, und das ist ja das, was wir wollen: Zellstoffwechselaktivierung – Zellerneuerung – Zellreparatur. Weil dieses schnelle Aktivieren unter anderem im Bereich des Halses nicht bzw. schlecht möglich ist, wundern Sie sich nicht, wenn wir manchmal vom Protokoll abweichen.

Die Dauer der Übungen
An dieser Stelle sei angemerkt, dass die Videos zu den Übungen in den ersten Tagen manchmal etwas länger als 5 Minuten sind, da ich sehr viel erkläre. Sollten Sie die Übungen ein zweites Mal machen, werden Sie sehen, dass Sie nur 5 Minuten pro Tag brauchen.

Woche 1

Woche 1, Tag 1: Fuß und Ferse

Stellen Sie sich auf beide Füße und nehmen Sie Ihren Stand wahr. Nur mal in die Füße hineinfühlen und schauen, wie sich das anfühlt. Ich möchte Ihnen gern den Vorher-Nachher-Effekt zeigen. Ich würde Ihnen empfehlen, immer, bevor wir anfangen, Folgendes zu machen: Den Unterschied spüren, denn das wird Sie lange motivieren.

Übung 1: Stellen Sie sich aufrecht und gerade hin. Füße schulterbreit nebeneinander. Knie ganz leicht gebeugt, Po leicht nach hinten geschoben und Rücken gerade. Gehen Sie nun abwechselnd auf die Zehenspitzen. Ganz locker eine Minute im Wechsel. Anschließend ziehen Sie die Fersen immer höher. Die Zehen haben permanent Kontakt mit dem Boden. Versuchen Sie alle Zehenspitzen auf dem Boden zu lassen und den ganzen Fuß richtig schön lang zu dehnen und zu ziehen.
Übung 2: Das Gleiche, nur schieben Sie dabei die Knie nun leicht nach außen, damit Sie den ganzen Fuß erreichen. Das Ganze wieder eine Minute.
Übung 3: Bleiben Sie mit der rechten Ferse oben und drücken Sie die Zehen ganz fest in die Matte oder den Boden. Wippen Sie nun eine Minute in diese Dehnung hinein.
Übung 4: Nach einer Minute wechseln Sie zum anderen Fuß und wippen hier eine Minute in die Spannung hinein. Anschließend lockeres Marschieren auf der Stelle.

Das waren die ersten 5 Minuten. Bleiben Sie stehen und fühlen Sie Ihre Füße. Sie müssten einen gigantischen Unterschied zu vorher merken. Machen Sie sich bewusst: Ihre Füße sind das A und O an Ihrem Körper: Wenn dort Verkürzungen, Verformungen, Verspannungen oder Schiefstellungen vorliegen, merken Sie das im ganzen Körper. Schauen Sie sich bitte die Info-Videos zum Thema an, dort erkläre ich Ihnen, wie der Stand unserer Füße den ganzen Körper beeinflusst.

Gehen Sie bewusster mit sich um!
Jeden Tag wird sich Ihre Verfassung verändern. Manchmal kommt es in den ersten Tagen zu einer „Erstverschlimmerung", das ist aber völlig normal und legt sich in der Regel nach der ersten Woche. Gehen Sie bewusster mit sich um. Hört sich einfach an, ist es aber nicht. Bewusst heißt: Genießen Sie die frische Luft, genießen Sie die Bewegung und den wohligen „Schmerz" mit der anschließenden Wirkung und freuen Sie sich auf die Verbesserungen, die kommen, und nehmen Sie diese bewusst wahr! Es lohnt sich und motiviert ungemein!

Übung 1

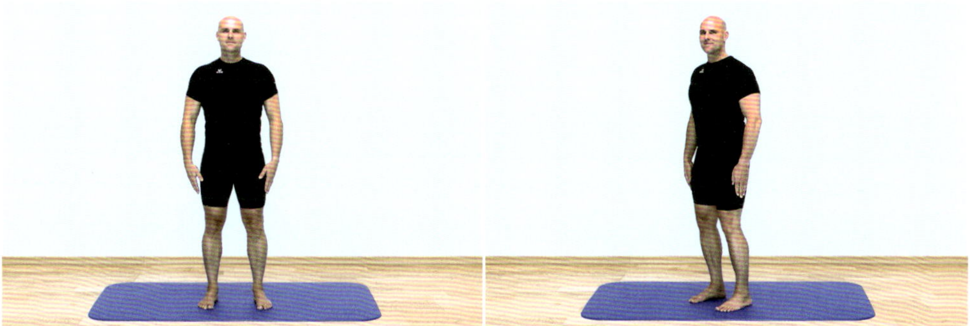

Übung 2

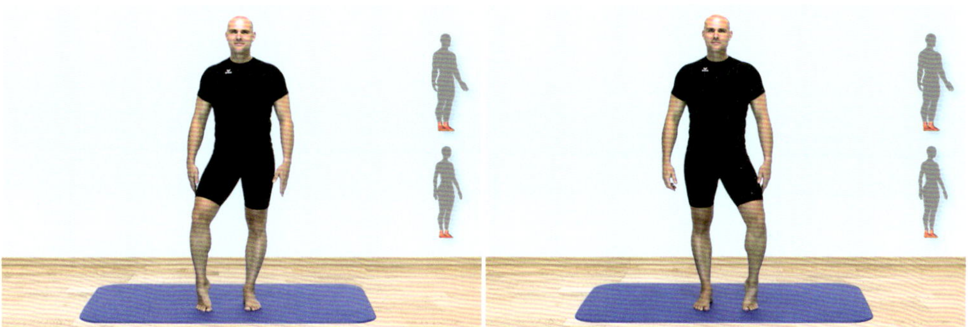

Übung 3

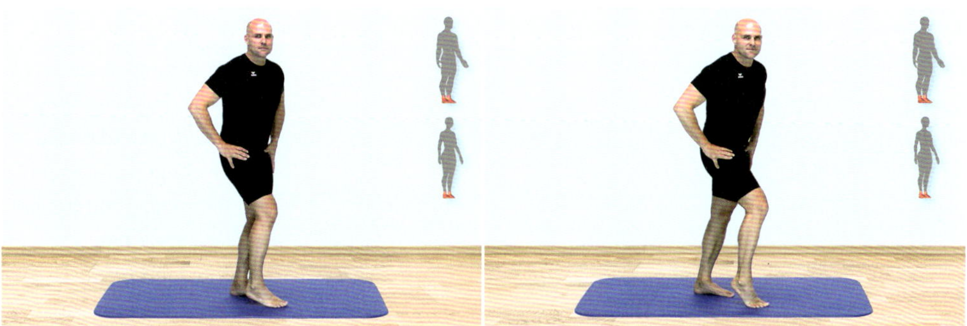

Woche 1, Tag 2: Wade und Schienbein

Sollten Sie Ihre Füße vom Vortag merken, dann ist das ein sehr gutes Zeichen. Genießen Sie das Gefühl, dass Sie etwas spüren! Heute sind die Waden und die Schienbeine dran. Schienbeine? Ja! Da sitzt einer der wichtigsten Muskeln, der sogenannte Fußheber. Dieser Muskel ist für ganz viele Unfälle im Alter verantwortlich. Bei älteren Menschen verkümmert er oft, dann kann man die Füße beim Treppensteigen nicht mehr heben, bleibt hängen und stürzt. Da wir das nicht wollen, trainieren wir diesen Muskel nun fleißig.

Übung 1: Stellen Sie sich hüftbreit hin. Machen Sie einen großen Ausfallschritt. Alle Zehen zeigen nach vorne. Die Fersen bleiben auf dem Boden. Machen Sie den Schritt nun Stück für Stück größer, in dem Sie mit dem vorderen Fuß Stück für Stück nach vorne gehen. Immer weiter. Bis Sie merken, dass die hintere Ferse sich vom Boden lösen möchte. Wippen Sie nun mit der hinteren Ferse in kurzen schnellen Bewegungen auf und nieder. Kurze schnelle Bewegungen. Eine Minute leichtes Wippen und zwischendrin gern den Schritt vergrößern. Kommen Sie wieder aus der Übung raus und gehen Sie auf der Stelle. Spüren Sie den Unterschied.

Übung 2: Machen Sie das Ganze auf der anderen Seite: großer Schritt, nach und nach weiter aufziehen und dann im Endpunkt mit der Ferse wippen. Eine Minute.

Übung 3: Für den Fußheber machen wir das Ganze andersherum. Stellen Sie sich wieder stabil hin. Nehmen Sie einen Fuß so weit nach hinten, wie Sie können. Ziehen Sie das Bein richtig lang. Strecken Sie den Oberkörper nach oben und das Bein nach hinten. Gehen Sie Stück für Stück ein bisschen mehr in die Dehnung. Stellen Sie dabei den Spann auf. Überstrecken Sie richtig schön den Fuß. Machen Sie ihn ganz lang. Sind Sie in der Endposition angekommen, wippen Sie zügig in die Spannung. Zügig, aber nicht hektisch! Eine Minute, dann langsam aus der Spannung kommen und auf der Stelle gehen. Spüren und wahrnehmen.

Übung 4: Auf der anderen Seite das Gleiche. Genießen Sie das schöne Gefühl, wenn wir lösen. Gehen Sie einen Moment auf der Stelle und machen Sie das Gewebe locker und weich. Ziehen Sie ganz bewusst die Fersen hoch und dehnen Sie den Fuß.

Übung 1 und 2

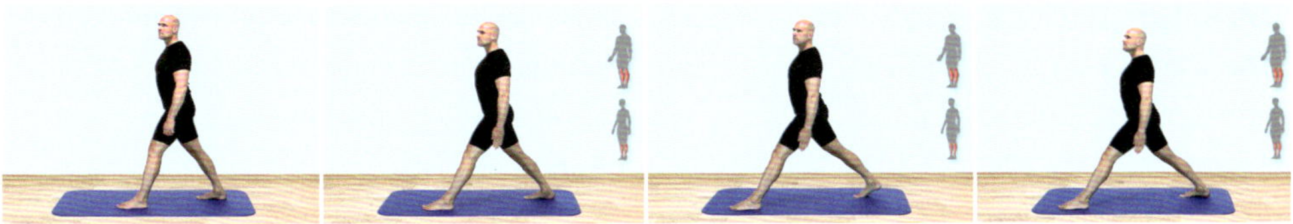

Übung 3 und 4

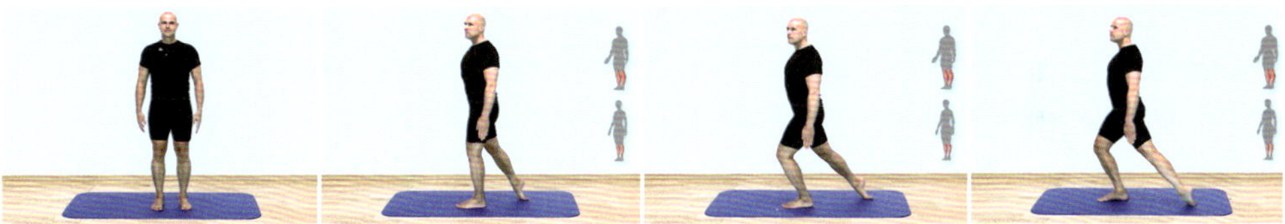

Woche 1, Tag 3: Oberschenkel

Fangen wir jetzt mit einem der schmerzhafteren Tage an. Ich möchte Ihnen nichts vormachen, das wird jetzt nicht ganz so angenehm. Warum sage ich Ihnen das vorher? Weil ich möchte, dass Sie durchhalten und es durchziehen.

Übung 1: Nehmen Sie Ihren Stand wahr. Nehmen Sie Ihren Gang wahr. Gehen Sie ein wenig auf der Stelle und spüren Sie, wie sich das anfühlt. Dann stellen Sie sich hüftbreit hin. Machen Sie einen großen Ausfallschritt. Gehen Sie mit dem Knie auf den Boden und bleiben mit dem Rücken gerade. Achten Sie darauf, dass das Knie *niemals* über die Zehenspitzen kommt. Schieben Sie jetzt das vordere Knie immer ein Stück weiter vor. Sie spüren das Ziehen in der Hüfte des hinteren Beines. Am Endpunkt angekommen, fangen Sie an, das Knie bzw. den gesamten Oberschenkel nach vorne zu wippen, zügig, aber moderat. Immer ein Stück weiter und die Dehnung erhöhen. Eine Minute in der Endposition wippen.
Gehen Sie langsam aus der Position und kommen Sie wieder in den Stand. Gehen Sie auf der Stelle und spüren Sie, was geschehen ist. Sie müssten ein bisschen das Gefühl haben, auf der einen Seite ins Leere zu treten oder auf der einen Seite ein Stück größer zu sein. Dem ist auch so: Wenn man Sie jetzt messen würde, würden Sie sehen, dass Sie auf der gedehnten Seite bis zu 2 cm größer sind.

Übung 2: Die Übung 1 auch auf der anderen Seite machen und eine Minute in der Endposition nach vorne wippen. Lösen und auf der Stelle gehen. Jetzt sollten sich beide Seiten gleich anfühlen.

Das war die Übung für den vorderen Oberschenkel und den Hüftbeuger. Der größere Übeltäter im Oberschenkel ist aber der hintere Oberschenkelmuskel, der Beinbizeps.

Übung 3: Stellen Sie sich hüftbreit hin, Füße parallel, Beine fast durchgedrückt. Strecken Sie ein Bein nach vorne und stellen die Ferse auf, lassen Sie das andere Bein stehen. Schieben Sie dabei den Po nach hinten. Lassen Sie die Zehenspitzen zur Decke zeigen bzw. ziehen Sie die Zehen zu sich ran. Beugen Sie sich leicht nach vorn. Schieben Sie den Po immer weiter nach hinten und den geraden Oberkörper immer weiter nach vorn. Die Zehen weiter schön zu sich ranziehen, auch wenn es sehr unangenehm ist. Im Endpunkt angekommen wippen Sie wieder eine Minute schön in die Spannung, moderates Tempo. Beim Lösen kommen Sie wieder langsam nach oben und gehen auf der Stelle. Spüren Sie bewusst den Unterschied zwischen rechts und links. Es müsste deutlich spürbar sein. Ein herrliches Gefühl!
Übung 4: Die Übung 3 auch auf der anderen Seite machen. Gehen Sie in die maximale Spannung und wippen Sie anschließend eine Minute. Langsam lösen und wieder auf der Stelle gehen.

Übung 1 und 2

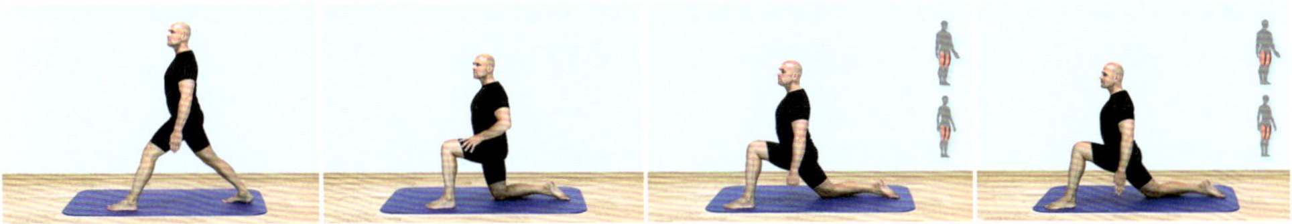

Übung 3 und 4

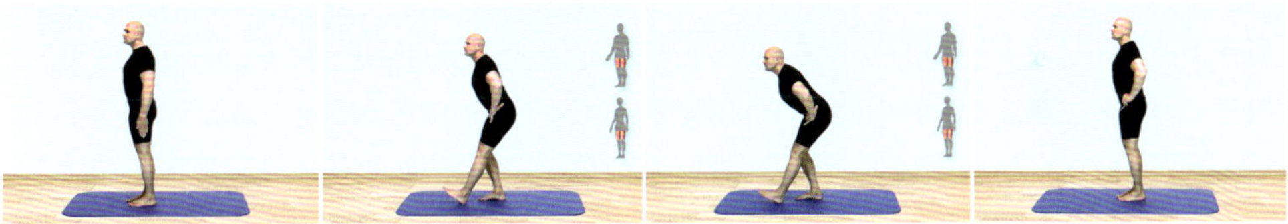

Woche 1, Tag 4: Hüfte und Po

Hüftsteifigkeit ist einer der Hauptgründe, warum Männer mehr Bandscheibenvorfälle als Frauen in der Lendenwirbelsäule haben. Frauen trainieren mehr und gerne ihren Po, Männer nicht. Zudem sind Frauen einfach im Becken und in der Hüfte beweglicher – Ausnahmen bestätigen die Regel.

Übung 1: Legen Sie sich hin. Strecken Sie sich aus und machen Sie es sich kurz bequem (die Betonung liegt auf kurz). Legen Sie nun den rechten Knöchel über das linke Knie. Stellen Sie den linken Fuß auf den Boden. Sie sollten jetzt ein leichtes Ziehen im Po verspüren. Stellen Sie das linke Bein soweit Sie können auf. Drücken Sie nun mit der rechten Hand gegen das rechte Knie und wippen Sie mit leichtem Druck nach vorne mit dem Knie. Den Druck immer mehr erhöhen. Sie werden feststellen, dass das Ziehen im Po stärker wird, das Knie aber auch weiter nach vorn geht. Wippen Sie eine Minute nach vorn. Lösen Sie, stellen Sie beide Beine auf und schütteln Sie sie aus.
Übung 2: Das Gleiche auf der anderen Seite: Nehmen Sie den linken Fuß auf das rechte Knie. Drücken Sie mit der linken Hand wippend das Knie nach vorne. Genießen Sie das schöne Gefühl in Po und Hüfte!
Übung 3: Legen Sie sich auf die Seite, egal welche. Machen Sie sich ganz gerade. Ziehen Sie das obere Knie so weit wie Sie können vorne zu sich ran. Nehmen Sie entweder das Knie oder die Kniekehle und ziehen Sie das Knie so nah an die Nase, wie es geht. In der Endposition wippen Sie mit dem Knie Richtung Nase. Eine Minute in der maximalen Spannung wippen. Immer den Druck erhöhen und nicht nachlassen.
Übung 4: Rollen Sie sich auf die andere Seite und nehmen Sie das andere Bein. Ziehen Sie das Knie soweit Sie können zu sich ran. Auch hier in der Endposition eine Minute wippen und mit der Nase zum Knie gehen.
Übung 5: Kommen Sie langsam wieder in den Stand. Gehen Sie auf der Stelle und schauen Sie, wie angenehm weich sich Ihre Mittelpartie anfühlt. Lassen Sie das Becken leicht kreisen: kleine, einfache kreisende Bewegungen für die letzte Minute.

Die Übung 5 können Sie übrigens immer mal zwischendurch machen, das schadet nicht. Einfach mal leicht die Hüfte kreisen lassen und das Becken mobilisieren – gerade wenn Sie zu den Büro- oder Automenschen gehören.

Übung 1 und 2

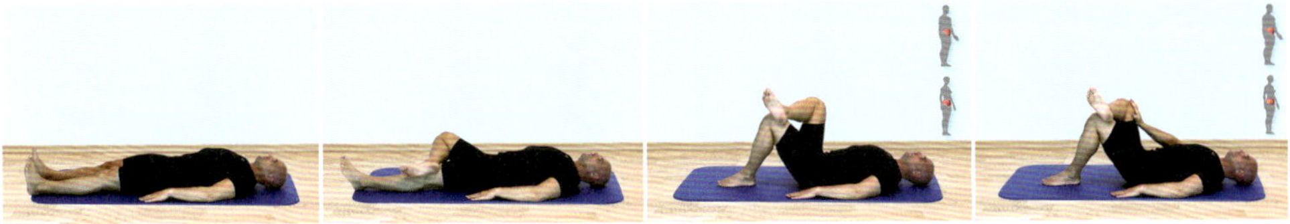

Übung 3 und 4

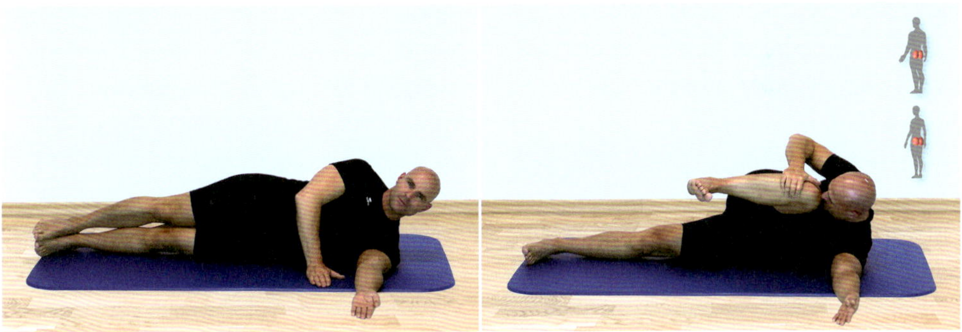

Einfach weitermachen!
Spüren Sie schon unsere kurzen Einheiten? Denken Sie dran, am Anfang ist alles schwer, irgendwann merken Sie das schon gar nicht mehr. Dann fehlt Ihnen sogar etwas, wenn Sie es nicht machen. Auch wenn es anfangs zu einer Erstverschlimmerung kommt, bitte trotzdem weitermachen. Und erhöhen Sie die Flüssigkeitszufuhr, damit transportieren wir die gelösten Abbauprodukte aus dem Körper.

Woche 1, Tag 5: Lendenwirbelsäule und Bauch

Unsere Mittelpartie ist unser größtes Sorgenkind, weil hier die größten Belastungen herrschen und wir ausgerechnet die Muskeln, die uns hier stützen, meist verkommen lassen. Aber ab jetzt nicht mehr! Im Online-Coaching machen wir täglich ein schönes 5-Minuten-Training, wenn Sie das möchten. Also zusätzlich zu den 5 Minuten für das Bindegewebe! Es ist kein Muss, nur ein Vorschlag.

Übung 1: Legen Sie sich auf eine weiche Matte auf den Bauch. Legen Sie die Arme vor sich und nehmen Sie die Hände unter das Kinn. Heben Sie nun den Oberkörper soweit Sie können von der Matte, die Arme können Sie gern zum Abstützen auf dem Boden lassen. Stützen Sie sich dann auf die Hände und drücken sich weiter nach oben, bis die Arme gestreckt sind. Versuchen Sie das Becken auf dem Boden zu lassen wie ein Seehund. Schieben Sie sich richtig hoch. Wippen Sie jetzt langsam und behutsam mit dem Becken Richtung Boden. Es entsteht ein Zug im Bauch und im unteren Rücken. Halten Sie den Oberkörper starr und wippen Sie mit dem Becken. Eine Minute, dann lösen Sie langsam, bis das Kinn wieder auf den Händen liegt. Schütteln Sie Ihr Becken leicht rechts-links.

Übung 2: Kommen Sie in den Stand. Stellen Sie die Füße mehr als schulterbreit auf. Nehmen Sie die Hände an die vorderen Oberschenkel. Beugen Sie sich langsam vor und gehen mit den Händen an den Oberschenkel entlang bis zu den Knien. Stützen Sie Ihren gesamten Oberkörper auf den Knien ab. Atmen Sie tief ein und aus. Lassen Sie die Bauchspannung raus und die Arme nach unten gleiten. Sie hängen nun in einem Rundrücken kopfüber nach vorn. Nehmen Sie sich jetzt etwas Zeit. Nicht zu hektisch und auch nicht zu schnell. Diese Übung dauert ein wenig.
Atmen Sie ruhig und tief und wippen Sie langsam mit den Händen Richtung Boden. Wippen Sie eine Minute nach unten, eine Minute mit beiden Händen am rechten Fuß vorbei, eine Minute am linken Fuß vorbei und zum Schluss noch mal eine Minute mit den Händen durch Ihre Beine durch. Wippen Sie anschließend noch mal zur Mitte nach unten. Sie sollten nun wesentlich tiefer kommen als vorher.
Bevor Sie nun hochkommen, nehmen Sie bitte die Hände an die Knie und drücken sich mit der Kraft der Arme langsam nach oben. Oben angekommen bitte langsam ein wenig auf der Stelle gehen, damit der Kreislauf sich wieder normalisiert. Leichtes Kreisen der Hüfte und des Beckens, und Sie müssten spüren, wie schön frei der gesamte Rumpf ist.

Übung 1

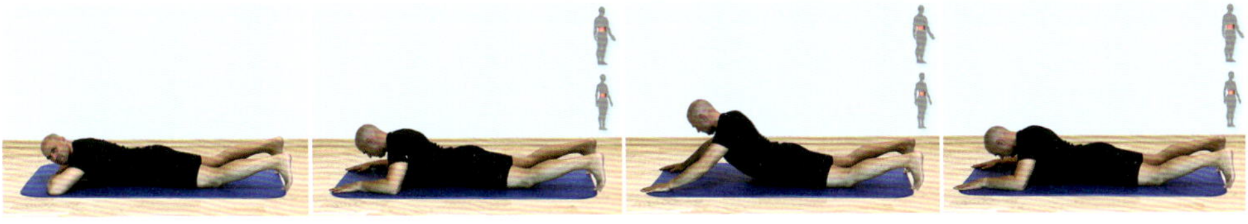

Übung 2, Teil 1

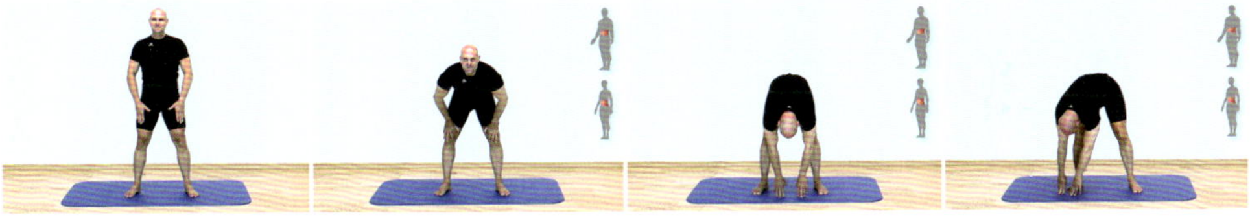

Übung 2, Teil 2

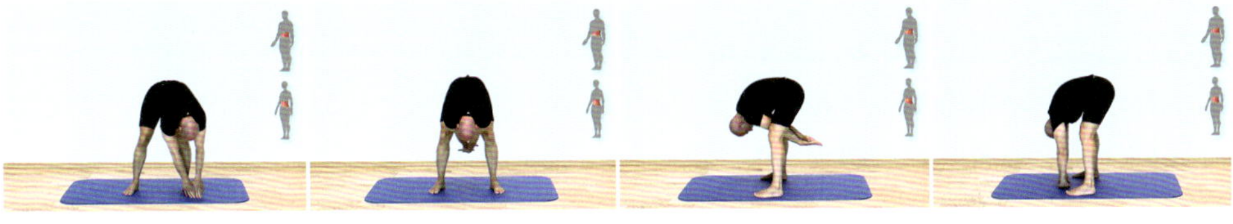

Übung 2, Teil 3

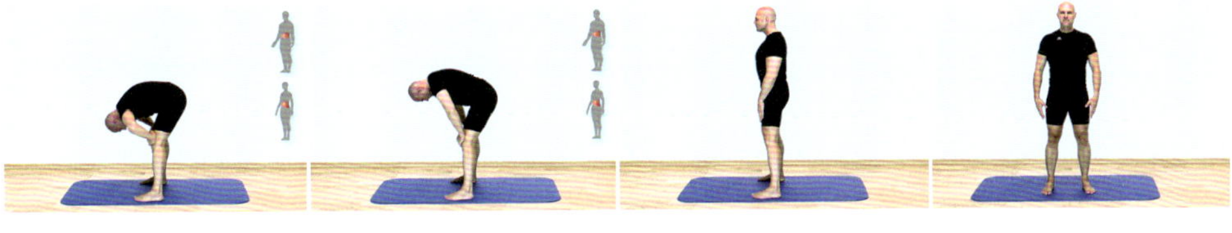

Woche 1, Tag 6: Hals und Nacken

Kommen wir zu einem sehr unangenehmen Teil des Trainings. Hier liegen die meisten Probleme verborgen, daher ist es nicht so ohne Weiteres möglich, Wohlfühlübungen daraus zu machen. Sollte es Ihnen schwindelig werden, keine Sorge: Das ist völlig normal und geht auch wieder weg. Gerade wenn man sich an lang anhaltende Verspannungen im Schulter, Nacken und Halsbereich traut, dann kann das schon mal zu Schwindel oder Kopfschmerzen führen.

Übung 1: Stellen Sie sich bequem und locker hin. Nehmen Sie das Kinn auf die Brust. Wippen Sie leicht nach: eine Minute leichtes Wippen mit dem Kinn Richtung Brust. Es entsteht ein Zug im Nacken bis hinein in den Brustwirbelbereich. Nach einer Minute drücken Sie noch mal vorsichtig nach. Atmen Sie während der gesamten Einheit ruhig und tief. Nicht den Atem anhalten, denn das führt zu dem erwähnten Schwindel. Richten Sie den Kopf langsam wieder auf und schauen Sie nach vorne. Warten Sie einen Moment und schütteln Sie dann locker den Kopf aus.

Übung 2: Nehmen Sie das rechte Ohr in Richtung rechte Schulter. Die Nase zeigt nach vorne. Nehmen Sie nun die rechte Hand über den Kopf an die linke Kopfseite. Dann üben Sie einen leichten Zug aus und fangen leicht an, Richtung Schulter zu wippen, eine Minute lang. Langsam aus der Übung herauskommen und die Muskulatur durch leichtes Schulterkreisen mobilisieren.

Übung 3: Die andere Seite! Linkes Ohr zur linken Schulter, die Nase bleibt nach vorne gerichtet. Die linke Hand greift über den Kopf zur rechten Kopfseite und zieht wippend das Ohr in Richtung Schulter. Eine Minute lang, dann langsam lösen, leichtes Schulterkreisen.

Übung 4: Ziehen Sie zum Schluss beide Schultern zu den Ohren und lassen Sie sie wieder fallen. Eine Minute lang wiederholen und anschließend auslockern.

Übung 5: Lassen Sie die Schultern leicht nach hinten kreisen und lockern Sie sich eine Minute aus. Es tut einfach nur gut. Genießen Sie es.

Vorsicht bei Übungen in der Halsregion

Die Halswirbelsäule ist eine sehr empfindliche Region unseres Körpers. Aus Erfahrung weiß ich, dass viele Menschen dort unter starken Schmerzen leiden. Wenn Sie dieses Programm üben, gehen Sie bitte extra vorsichtig mit sich um, sonst schaden Sie sich mehr, als Sie sich Gutes tun. Achten Sie genau darauf, wie viel Ihr Hals verträgt, und machen Sie alle Bewegungen, die mit dem Hals zu tun haben, langsam und sanft. Reißende Bewegungen sind Gift für Ihre Halswirbelsäule! Wenn Sie kontinuierlich dranbleiben, werden Sie dauerhaft keine Schmerzen mehr haben.

Übung 1

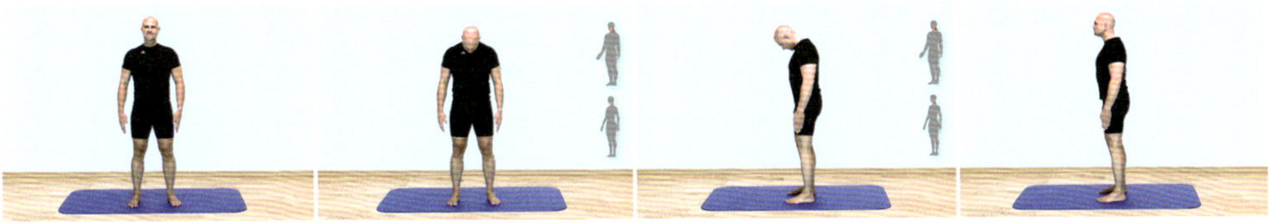

Übung 2 und 3

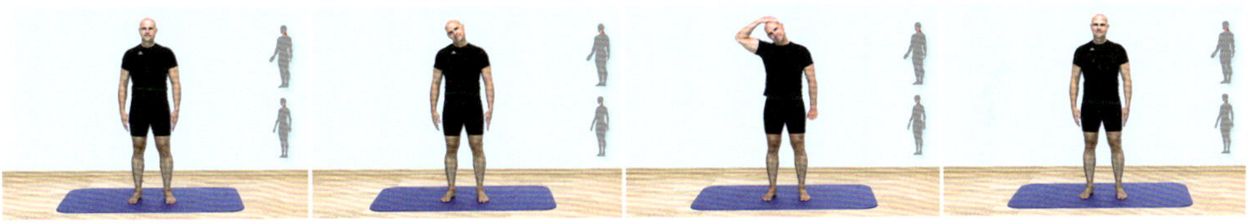

Übung 4

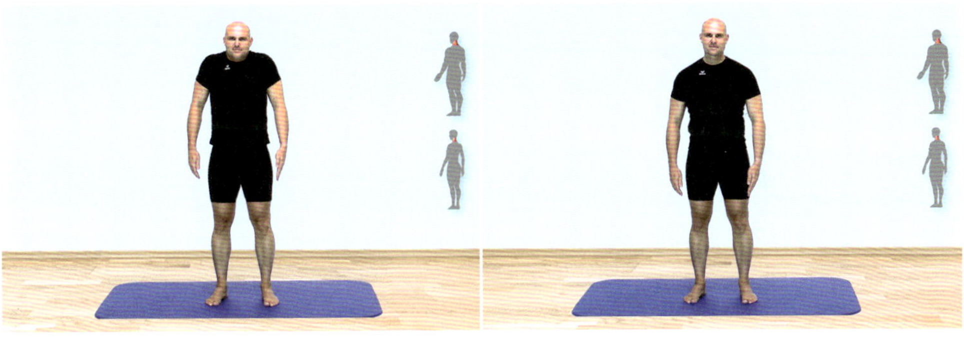

Woche 1, Tag 7: Schulter, Arm und Hand

Tennisellenbogen, Sehnenscheidenentzündung und Karpaltunnelschmerzen werden wir mit diesen Übungen vertreiben! Stellen Sie sich bitte locker hin. Ziehen Sie die Schulterblätter hinten zusammen. Spüren Sie die Spannungen in der Muskulatur zwischen den Schulterblättern. Mir geht es um einen besonderen Effekt, daher prägen Sie sich das Gefühl gut ein.

Übung 1: Stellen Sie sich hin und breiten Sie beide Arme waagrecht aus. Strecken Sie die Arme ganz aus, machen Sie sie ganz lang und strecken Sie sie durch. Ziehen Sie weiter auf. Spreizen Sie die Finger so weit auseinander wie Sie können. Machen Sie alle Muskeln richtig lang. Wippen Sie eine Minute vorsichtig mit beiden ausgestreckten Armen nach hinten. Nicht lösen!

Übung 2: Lassen Sie den rechten Arm oben, greifen Sie mit der linken Hand in die rechte Achselhöhle hinein und fassen Sie den Brustmuskel, der deutlich in Ihrer Hand liegt. Fassen Sie fest zu und ziehen Sie den Muskel nach links, also vom Arm weg und verstärken Sie somit den Zug im Arm bis in die Hand. Ziehen Sie den Muskel richtig kräftig rüber und wippen Sie mit dem rechten Arm weiter nach hinten. Eine Minute, dann lassen Sie den Muskel langsam los, ziehen den Arm ein letztes Mal hinter sich, soweit Sie können und nehmen ihn dann langsam runter. Leichtes Schulterkreisen zum Abschluss. Spüren Sie bitte die Leichtigkeit Ihrer Schulter. Ziehen Sie die Schulterblätter hinten zusammen und fühlen Sie den Effekt und den Unterschied. Die Spannung auf der rechten Seite müsste vollständig verschwunden sein.

Übung 3: Das Gleiche jetzt links: wie Übung 2, nur seitenverkehrt, dann eine Minute wippen. Dann langsam aus der Übung kommen und leichtes Schulterkreisen. Das Wichtigste ist das Genießen am Ende.

Übung 4: Wir gehen in den Vierfüßlerstand. Hände unter die Schulter und Knie unter der Hüfte. Drehen Sie bitte die Hände so, dass die Handflächen auf der Matte liegen, aber die Finger so weit wie möglich zu den Knien zeigen. Drücken Sie dabei die Arme ganz durch. Lassen Sie nun die Hände vollflächig aufgestellt und gehen langsam mit dem Po nach hinten. Die Hände bleiben komplett auf der Matte, die Arme bleiben komplett durchgedrückt. Im Endpunkt angekommen wippen Sie eine Minute nach hinten. Die Hände bleiben auf dem Boden. Kommen Sie anschließend langsam aus der Übung. Hände locker ausschütteln.

Übung 5: Nehmen Sie nun die Handrücken auf die Matte. Wie Übung 4, nur mit den Handrücken auf dem Boden und die Arme komplett durchgedrückt. Gehen Sie langsam nach hinten und lassen Sie die Hände aufliegen. Im Endpunkt wieder eine Minute wippen. Langsam lösen und leichtes Ausschütteln.

Übung 1

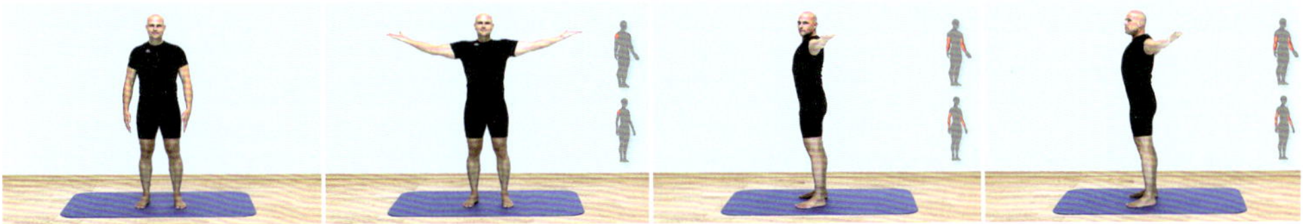

Übung 2 und 3

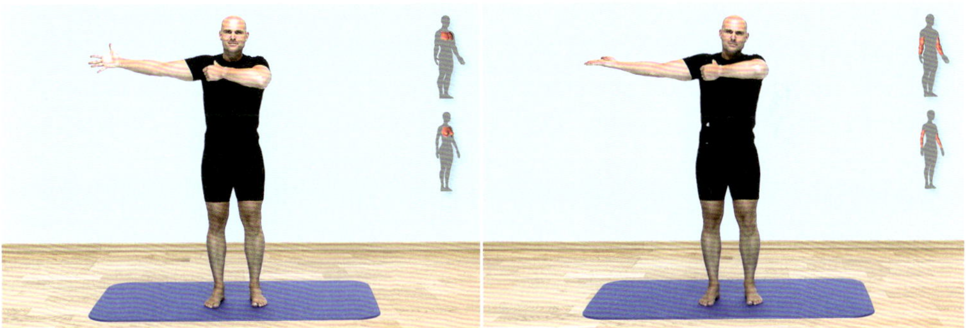

Übung 4

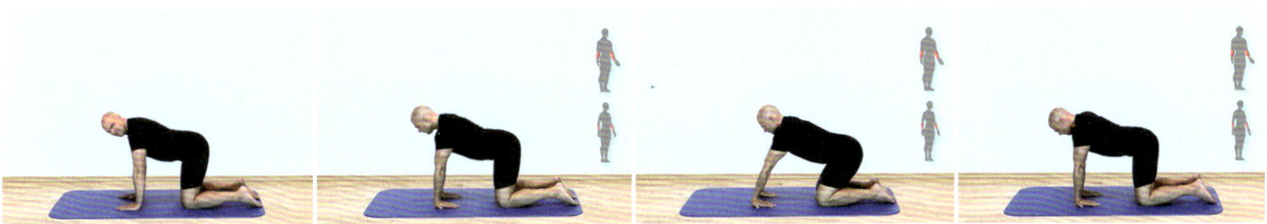

Übung 5

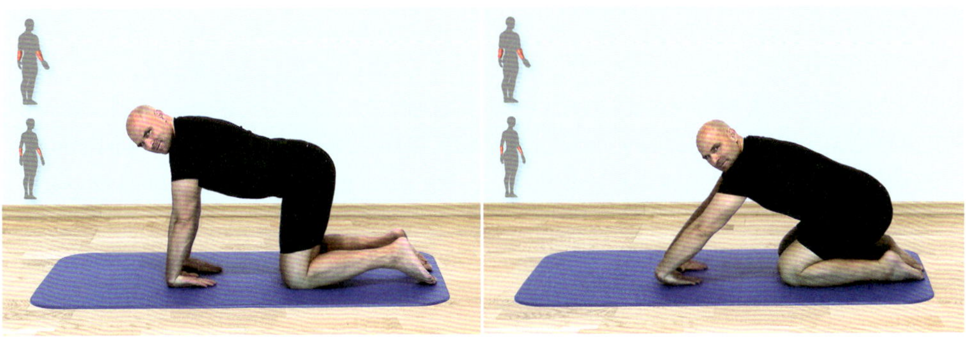

Respekt!
Jetzt heißt es: dranbleiben!

Ich bin mehr als begeistert: Sie haben die erste Woche fast ganz geschafft und sind immer noch bei mir. Respekt! Toll, dass Sie es durchgezogen haben. Sie werden es nicht bereuen! Ich hoffe, die Schmerzen halten sich in Grenzen und wir ziehen das Programm gemeinsam bis zum Ende durch. Ich freue mich drauf und erwarte gerne auch Ihre „Sachstandsmeldung" zur ersten Woche.

Ich interessiere mich für Ihren Fortschritt, denn das ist das, was mich motiviert, diese Bücher zu schreiben und diese Programme zu entwickeln. Ich bin extrem dankbar für die Rückmeldungen zu meinem Rückenbuch. Das hat mich bestärkt weiterzumachen, weil mir sehr viele Leser geschrieben haben, dass sie anfangs skeptisch waren. Keiner konnte so recht glauben, dass 5 Minuten am Tag ausreichen, aber dann ging es schon nach der ersten Woche wesentlich besser, und nach vier Wochen waren die Schmerzen komplett weg, die Mobilität wiederhergestellt und, und, und. Deshalb möchte ich auch bei diesem Buch gern wissen: Hilft es Ihnen? Was tut Ihnen gut? Wie geht es Ihnen? Teilen Sie es mir mit. Entweder per Mail an manuel@give-me-five.tv oder im Chat im Online-Coaching.

Reinschauen lohnt sich!
Im Online-Coaching haben Sie heute am letzten Tag der ersten Woche nicht nur das Trainingsvideo, sondern können auch ein kleines Informationsvideo anschauen. Dort gebe ich Ihnen noch mehr Tipps und Hintergrundinformationen. Reinschauen lohnt sich! Und ich kann Ihnen auch immer wieder nur empfehlen, wenn Sie schon dabei sind, die 5 Minuten zu machen, dann machen Sie, wenn Ihre Zeit es zulässt, doch noch einen anderen Kurs. Ich biete Ihnen eine riesige Auswahl in meinem kostenlosen Portal. Schauen Sie sich einfach mal um und starten Sie einfach mal einen Kurs, der Ihnen zusagt. Mit einem Bauch-Training machen Sie sicherlich nichts falsch.

Ich hoffe, es geht Ihnen gut und wir können gut gelaunt in die zweite Woche starten. Der Ablauf ist der gleiche wie in der ersten Woche. So stellen wir sicher, dass der Körper ausreichend Erholung und Regeneration zwischen den Einheiten hat. Denken Sie immer dran, wir bearbeiten mit den Übungen Ihr Bindegewebe. Wir fügen ihm im Extremfall auch kleine Verletzungen zu, die wir dann als Muskelkater oder störenden Schmerz wahrnehmen. Ich weiß, Ihr Körper wird sich sehr positiv in den kommenden Tagen und Wochen verändern, wenn Sie das umsetzen, was ich Ihnen schreibe und in den Videos erzähle. Bitte nur nicht alles auf einmal von sich fordern und erwarten! Eine Körperveränderung gerade im Bereich des Bindegewebes und insbesondere der Faszien ist eine langfristig angelegte Sache und soll nachhaltig sein. Es macht keinen Sinn, wenn wir uns jetzt vier Wochen quälen und dann wieder in unsere alten Bewegungs- und Verhaltensmuster fallen. Also dranbleiben und mitmachen! Dauerhaft! Geben Sie sich ein bisschen Zeit. Vergessen Sie bitte nicht, dass es, wenn Sie Beschwerden haben oder schon länger nichts mehr für sich gemacht haben, seine Zeit dauert. Damit alles perfekt läuft, gehören die richtige Ernährung und eine ausreichende Flüssigkeitsaufnahme dazu, und selbst dann dauert es, bis der Körper sich auf die Veränderungen einstellt.

Warten Sie schon auf den Einsatz der Rolle? Da muss ich Sie leider enttäuschen. Die habe ich mir für Woche 3 und 4 aufgehoben. Die zweite Woche arbeiten wir nochmal ohne Hilfsmittel. Aber Sie könnten sich für Woche 3 schon mal einen Tennisball (es muss kein Faszienball sein) besorgen. Lesen Sie noch mal auf Seite 46 nach, dort gebe ich Ihnen Tipps, welche Utensilien die geeignetsten sind. Wenn Sie schon gerade am Schauen und Besorgen sind, dann schauen Sie auch gleich nach einer Yoga- oder Pilatesrolle. Es muss keine teure Faszien-Rolle sein (die sind in der Regel für das, was wir vorhaben, auch zu hart).

Woche 2

Woche 2, Tag 1: Fuß und Ferse

Ihre zweite Woche steht bevor! Kommen wir gleich zu den Übungen für heute. Ich glaube, ich muss nicht betonen, dass wir die Übungen barfuß machen, oder? Wundern Sie sich nicht, wenn Ihnen bei den Übungen die Zehen einschlafen. Das kann passieren, wenn sich das „Innenleben" Ihres Fußes ausbreitet und es im ersten Moment zu einer Durchblutungsstörung kommt, die sich aber gleich wieder legt.

Übung 1: Wir machen uns warm und locker. Stellen Sie sich aufrecht hin. Füße parallel. Ziehen Sie abwechselnd die Fersen hoch und lassen dabei die Zehen auf dem Boden. Eine Minute leichtes Gehen auf der Stelle, während Sie die Ferse immer höher ziehen und den Druck auf die Zehen erhöhen.

Übung 2: Stellen Sie sich locker auf. Nehmen Sie einen Fuß nach hinten und stellen Sie die Zehenspitzen auf. Drücken Sie die Zehenspitzen bis zum Fußballen fest in den Boden. Wippen Sie eine Minute mit den Zehenspitzen in den Boden hinein und erhöhen immer weiter den Druck auf die Zehenspitzen. Lösen Sie und gehen Sie ein wenig auf der Stelle. Spüren Sie den Unterschied zwischen den beiden Füßen? Herrlich! Machen Sie sich immer die Veränderungen bewusst. Das motiviert ungemein, weil es Ihnen den direkten Effekt zeigt.

Übung 3: Die andere Seite: Wir nehmen den anderen Fuß nach hinten und drücken die Zehen fest in den Boden. Eine Minute unter ansteigendem Druck wippen und richtig schön den Fuß aufdehnen. Anschließend wieder am Platz gehen und nachspüren.

Übung 4: Stehen, Sitzen, Liegen: Alles ist bei der nächsten Übung erlaubt und möglich. Ich zeige Ihnen die nächste Übung im Stehen. Es geht darum, den Fuß mal richtig gerade zu machen. Durch das Drücken des Fußes nach unten wird der Spann gedehnt und die Achillessehnen „gequetscht". Das wollen wir auch so, denn so wird die Faser zusammengedrückt und kann Flüssigkeit aufnehmen. Stellen Sie sich parallel und stabil auf. Lösen Sie einen Fuß vom Boden. Drücken Sie jetzt die Zehenspitzen soweit Sie können in Richtung Boden und strecken Sie den Fuß. Im Endpunkt wippen Sie mit den Zehen nach unten. Eine Minute wippen und die Dehnung immer erhöhen. Anschließend auf der Stelle gehen und auslockern. Kurz warten und nachspüren. Der Fuß sollte sich sehr frei anfühlen und ein wesentlicher Unterschied spürbar sein.

Übung 5: Wiederholen Sie die Übung eine Minute lang mit dem anderen Fuß. Vergessen Sie am Ende nicht das Auslockern und Nachspüren.

Wenn Ihnen die Übungen 4 und 5 guttun, können Sie sie gerne mehrmals am Tag machen.

Übung 1

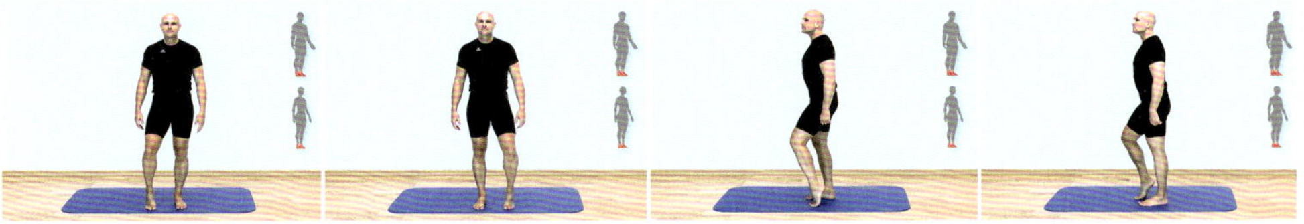

Übung 2 und 3

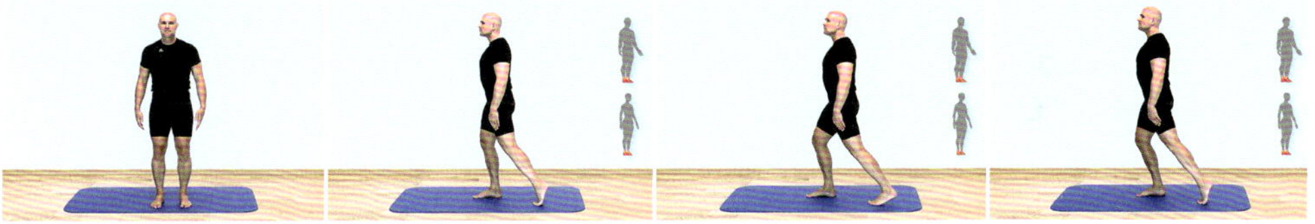

Übung 4 und 5

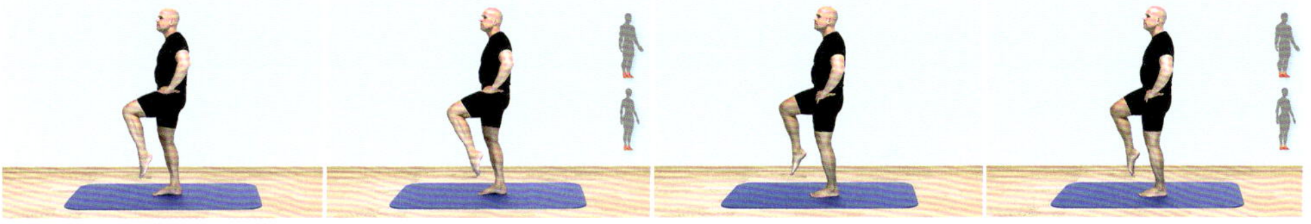

Woche 2, Tag 2: Wade und Schienbein

Kommen wir zum „Altersmuskel“, dem Fußheber. Altersmuskel deshalb, weil er im Alter verkümmert und sich keiner mehr um ihn bemüht. Nach den Übungen werden Sie feststellen, dass Sie anders gehen und stehen, nämlich mit beiden Füßen fest im Leben. Das ist eine absolut geniale Erfahrung.

Übung 1: Legen Sie sich auf einer Matte auf die Seite. Ziehen Sie die Ferse zum Po und greifen Sie nach dem Fuß. Konzentrieren Sie sich auf den Fuß und das Schienbein. Ziehen Sie den Fuß immer weiter und überstrecken Sie ihn. Sie spüren ein Ziehen im Knöchel und im Schienbein. In der Maximalposition fangen Sie an zu wippen und den Fuß dynamisch wippend immer weiter zu dehnen. Damit ziehen wir die Ansätze der Muskeln, Bänder und Sehnen auseinander. Sie können auch den Griff etwas variieren und den Fuß leicht nach innen und leicht nach außen ziehen. Nach einer Minute lösen und den Fuß auslockern.
Übung 2: Wiederholen Sie die Übung auf der anderen Seite. Drehen Sie sich auf die andere Seite, ziehen Sie den oberen Fuß zum Po und greifen Sie nach dem Fuß. Ziehen Sie wippend den Fuß zum Po und erhöhen Sie eine Minute lang die Spannung. Anschließend lösen und auslockern.
Übung 3: Setzen Sie sich auf den Po und strecken die Beine vor sich aus. Legen Sie die Beine fest auf den Boden und ziehen Sie die Zehenspitzen in Richtung Nase. Gehen Sie mit den Händen in Richtung Knie oder, wenn Sie können, Wade, indem Sie sich möglichst weit nach vorne beugen. Wenn Sie hinkommen, dann fassen Sie Ihre Zehenspitzen und ziehen leicht daran. Ziehen Sie jetzt ganz bewusst mit den Händen an den Zehenspitzen. Kommen Sie nicht dran, dann ist das kein Problem, sondern Sie nehmen die Hände einfach so weit es geht nach vorn und wippen mit dem Oberkörper vor. Eine Minute nach vorne wippen und die Füße zu sich ziehen.
Übung 4: Nehmen Sie die Füße leicht auseinander. Machen Sie ein V aus Ihren Beinen. Gehen Sie dann mit beiden Händen in Richtung des linken Beines und wippen Sie in Richtung des linken Fußes. Immer ein Stückchen weiter. Auch wenn es zieht und unangenehm ist.
Übung 5: Bleiben Sie in der Position, gehen Sie in Richtung des rechten Beines und wippen Sie eine Minute zum rechten Fuß. Beim Aufstehen gehen Sie langsam in den Ausfallschritt und marschieren leicht am Platz. Bewegen Sie die Füße durch. Sie werden sehen und spüren, wie es Ihnen geht.

Wundern Sie sich nicht über Muskelkater oder Schmerzen in den Regionen, die wir trainieren. Das ist völlig normal, Sie werden sehen, die gehen in ein, zwei Tagen wieder weg.

Übung 1 und 2

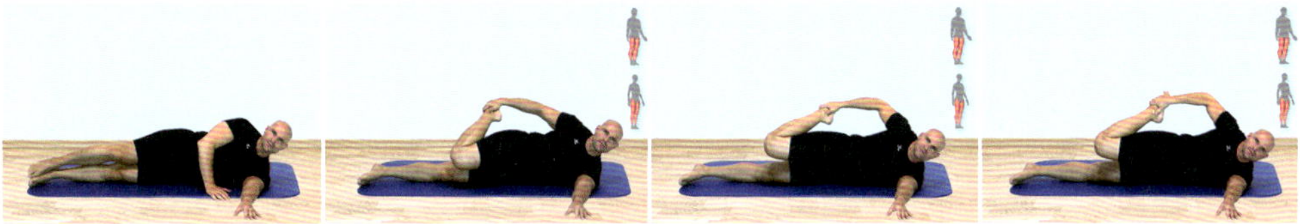

Übung 3

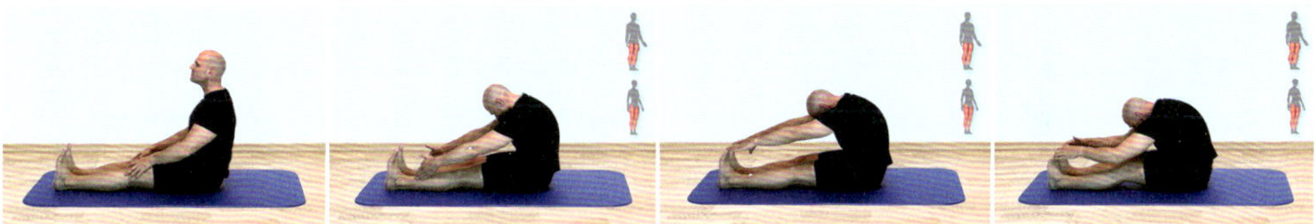

Übung 4 und 5

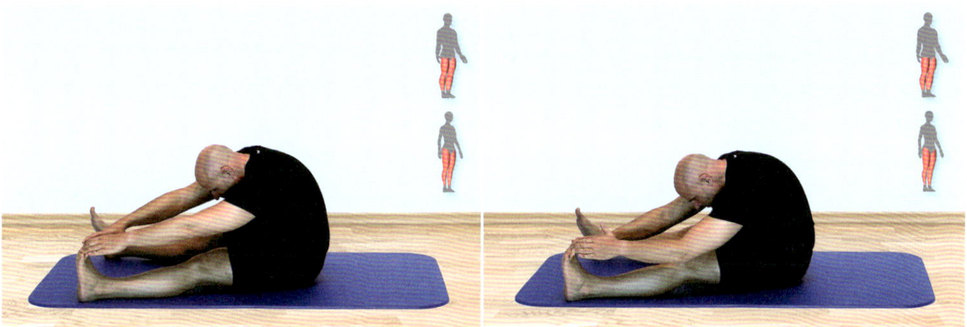

Woche 2, Tag 3: Oberschenkel

Für die nächste Übung werden mich die Männer unter Ihnen hassen. Sie ist nicht einfach, und für einen Mann schon gleich zweimal nicht.

Übung 1: Setzen Sie sich auf den Po. Nehmen Sie die Beine ausgestreckt vor sich. Legen Sie den rechten Fuß über das linke Knie. Das rechte Bein fällt gemäß der Schwerkraft jetzt nach rechts. Drücken Sie mit der rechten Hand das Bein zum Boden. Der Knöchel bleibt auf dem linken Knie, und Sie versuchen das Bein auf den Boden zu drücken. Wippen Sie eine Minute mit der Hand das Bein Richtung Boden. Stellen Sie danach beide Füße auf und schütteln die Beine kräftig aus.

Übung 2: Andere Seite: Nehmen Sie den linken Knöchel über das rechte Knie. Drücken Sie mit der linken Hand das Knie Richtung Boden und wippen Sie das Knie eine Minute unter ansteigendem Druck Richtung Boden. Nach einer Minute lösen Sie die Spannung, stellen beide Füße wieder auf und schütteln kräftig die Beine durch.

Übung 3: Nehmen Sie wieder den rechten Knöchel über das linke Knie. Stellen Sie anschließend den linken Fuß auf den Boden. Die Spannung wird größer. Gehen Sie langsam in diese Übung. Nehmen Sie eine freie Hand und drücken gegen das rechte Knie. In der Endposition fangen Sie an, langsam und kräftig zu wippen. Wieder lösen, beide Füße aufstellen und beide Beine kräftig ausschütteln.

Übung 4: Andere Seite: Linker Knöchel über rechtes Knie. Den rechten Fuß aufstellen und langsam die Spannung erhöhen. Eine freie Hand drückt gegen das linke Knie und erhöht die Spannung. Wippen Sie eine Minute in die Spannung. Lösen und beide Beine ausschütteln.

Übung 5: Nehmen Sie Ihre Beine vor sich und legen Sie die Fußsohlen aneinander. Die Knie zeigen nach außen. Dabei ist es egal, auf welchem Abstand Sie die Füße aneinanderbringen. Die Fußsohlen sollten sich nur berühren. Nehmen Sie nun die Hände und drücken Sie auf die Oberschenkel, vorzugsweise auf die Knie. Versuchen Sie den Gegendruck rauszulassen und nicht aktiv mit dem Schenkel gegen die Hände zu drücken. Im Endpunkt angekommen wippen Sie kräftig mit den Händen die Schenkel in die Spannung. Das ist sehr unangenehm, gerade für Männer. Erhöhen Sie nach und nach die Spannung und das Wippen. Lassen Sie sich bitte Zeit bei der Übung. Nach einer Minute kommen Sie langsam aus der Stellung heraus, stellen die Füße auf und schütteln die Oberschenkel aus.

Gehen Sie bitte ein paar Schritte auf der Stelle und spüren Sie, wie sich alles anfühlt. Ich denke, Sie werden weder Ihre Beine noch Ihre Hütte wiedererkennen. Leichtes Hüftkreisen zeigt ein bisschen, wie gut es tut und wie frei alles wird.

Übung 1 und 2

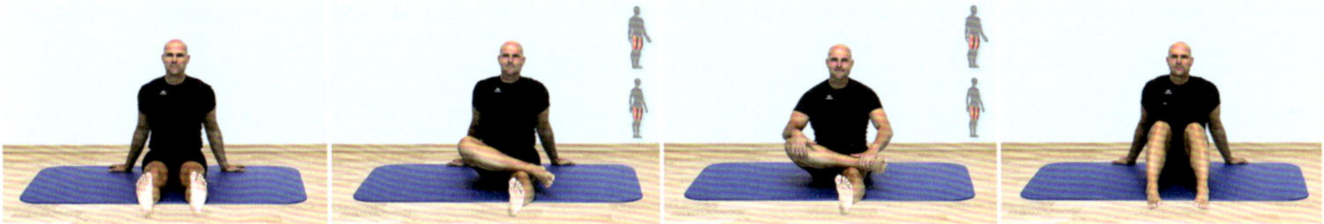

Übung 3 und 4

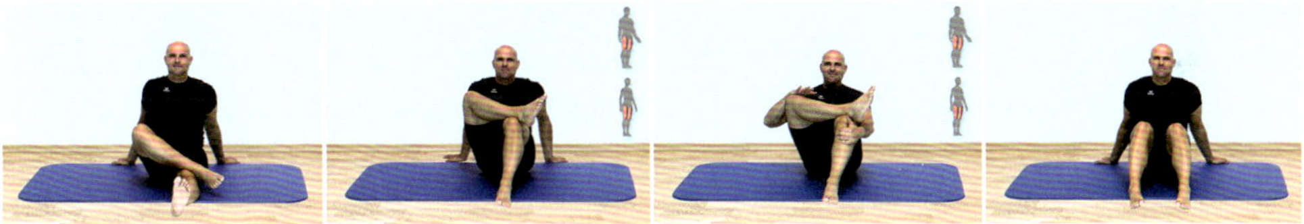

Übung 5

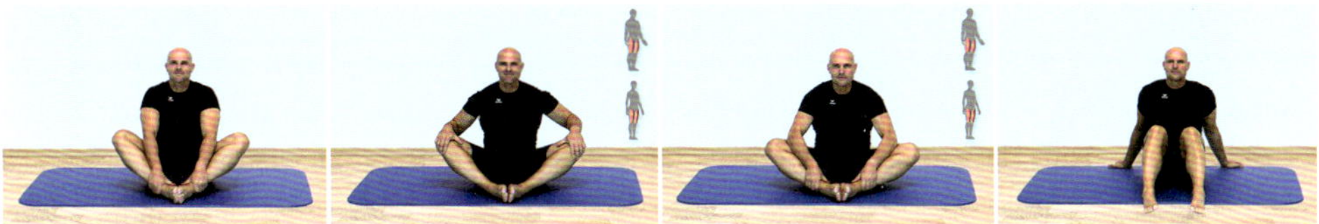

Woche 2, Tag 4: Hüfte und Po

Ich versuche Ihnen nach den Strapazen von gestern heute mal ein angenehmes Training Ihrer Faszien zu verschaffen. Es muss ja nicht immer wehtun, damit es was bringt. Sie werden feststellen, dass Sie die Übungen immer besser beherrschen und auch immer tiefer und intensiver in die Dehnungen gehen können.

Übung 1: Legen Sie sich auf den Rücken. Ziehen Sie beide Beine zu sich ran. Ziehen Sie den Oberkörper hoch zu den Knien und machen ein kleines Päckchen aus sich. Fassen Sie dazu in Ihre Kniekehlen oder an Ihre Schienbeine. Rollen Sie sich richtig zusammen, soweit Sie können. Schaukeln Sie dann vor und zurück und rechts und links. Machen Sie auf Ihrem unteren Rücken und Poansatz kleine Kreise auf der Matte. Lassen Sie sich Zeit dazu. Walken Sie eine Minute kräftig die Muskeln durch, auf denen Sie liegen.
Übung 2: Bleiben Sie in der Position aus der vorherigen Übung. Halten Sie Ihre Knie mit den Händen fest. Machen Sie mit den Knien Kreise. Gegenläufig, gleichläufig, erst klein, dann groß.
Übung 3: Ziehen Sie ein Bein kräftig zu sich heran, strecken Sie das andere aus und lassen Sie die Ferse über dem Boden schweben. Federn Sie nun das Knie zu sich heran und erhöhen Sie wippend die Spannung in Po und Hüfte: eine Minute.
Übung 4: Wechseln Sie zur anderen Seite. Sollten Sie es koordinativ hinbekommen, dass Sie mit dem ausgestreckten Bein nach unten wippen können, dann sollten Sie das tun.
Übung 5: Legen Sie sich auf die Seite. Ziehen Sie das obere Bein zu sich heran und greifen Sie Ihren Knöchel. Ziehen Sie Ihre Ferse Richtung Po. Ziehen Sie den Fuß aber vom Körper weg nach hinten, nicht zum Po. Wir möchten die Hüfte aufdehnen und nicht den Oberschenkel. Ziehen Sie so weit weg wie Sie können und wippen dann in die Spannung hinein. Eine Minute mit dem einen Bein und dann langsamer Wechsel zur anderen Seite und eine Minute auf der anderen Seite. Anschließend kommen Sie über den Ausfallschritt wieder nach oben, gehen ein wenig auf der Stelle und lockern sich aus.

Genießen Sie das Gefühl der freien Gelenke und der Beweglichkeit. Es ist immer wieder ein tolles Gefühl und das, was ich an diesem Training so liebe. Sie können es so oft machen, wie Sie wollen, Sie haben auch noch nach Jahren diese Effekte und Empfindungen.

Übung 1

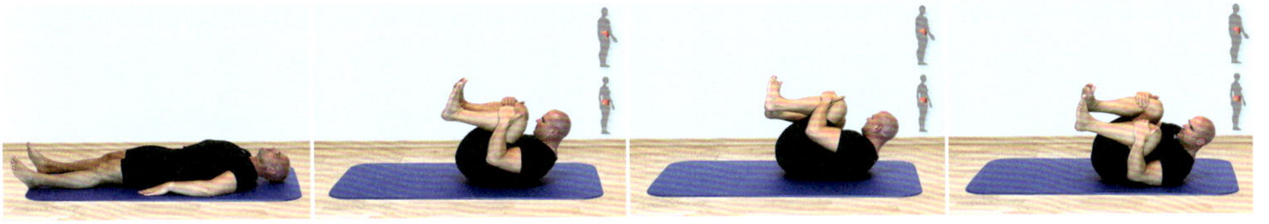

Übung 2

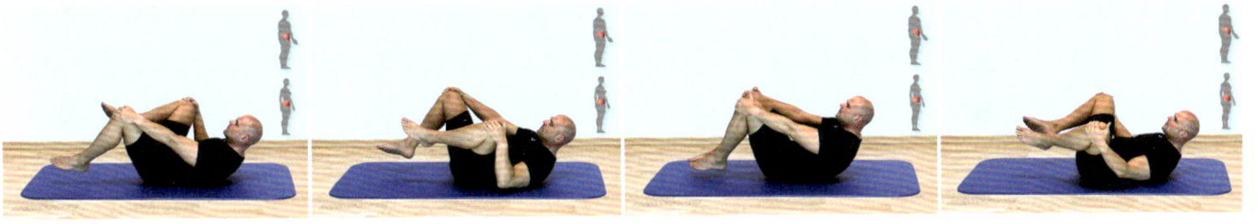

Übung 3 und 4

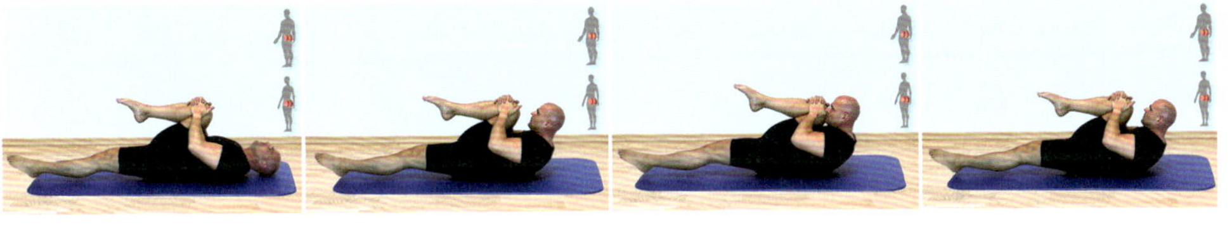

Übung 5

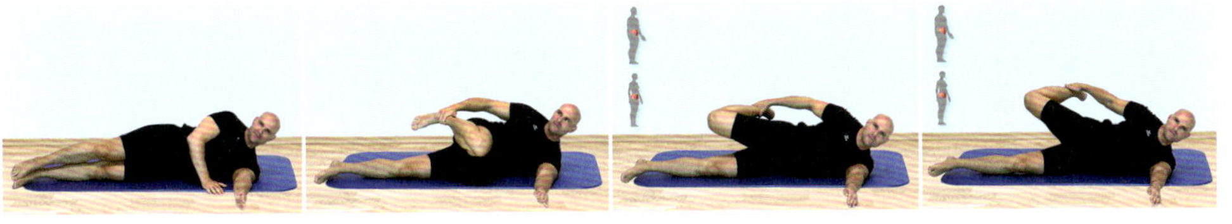

Woche 2, Tag 5: Lendenwirbelsäule und Bauch

Die zweite Woche ist schon fast vorbei, und wir sind in der Körpermitte angekommen. Es ist immer wieder ein komisches Gefühl, diese Bindegewebsplatte im Lendenwirbelsäulenbereich zu bearbeiten, das kann ich Ihnen aus eigener Erfahrung sagen. Stellen Sie sich noch mal den seidenen Schlafanzug vor, den Sie unter der Haut tragen und der am Po und am unteren Rücken stark verknittert, weil wir die ganze Zeit drauf sitzen (siehe Seite 24). Wir bügeln jede Woche einmal die Falten raus. Gestern haben wir einen schönen Anfang gemacht, heute machen wir das Ganze ein bisschen intensiver.

Übung 1: Stellen Sie sich hin. Nehmen Sie die Füße so weit auseinander, wie Sie können. Drücken Sie die Beine durch. Nehmen Sie die Hände an die Beine und gehen Sie mit den Händen bis zu den Knien. Dort stützen Sie den ganzen Körper auf. Dann machen Sie sich richtig rund. Hände von den Knien lösen und nach unten zum Boden wippen. Wippen Sie eine Minute nach unten. Bleiben Sie unten.

Übung 2: Wippen Sie eine Minute zum rechten Fuß. Bleiben Sie unten.

Übung 3: Wippen Sie eine Minute zum linken Fuß. Bleiben Sie unten.

Übung 4: Wippen Sie mit den Armen durch Ihre Beine durch und machen Sie sich richtig rund. Gehen Sie bitte nicht schnell nach oben. Lassen Sie sich viel Zeit beim Lösen, und wenn Sie oben angekommen sind, dann bitte ein bisschen auf der Stelle gehen und lockern. Leichtes Beckenkreisen.

Übung 5: Legen Sie sich auf den Bauch. Stützen Sie sich mit den Händen ab und drücken Sie das Becken fest gegen den Boden. Schieben Sie den Oberkörper ganz nach oben und ziehen Sie den Bauch richtig lang. Wippen Sie mit dem Becken Richtung Boden, während Sie die Arme durchgedrückt lassen. Kommen Sie langsam hoch und gehen auf der Stelle. Genießen Sie das lockere und freie Gefühl in Ihrer Körpermitte.

Diese Übungen tun einfach nur gut. Sie erfordern ein wenig Übung, aber sobald Sie sie beherrschen und wissen, was Sie erwartet, sind sie einfach nur erlösend. Ihr Körper wird Ihnen das Üben in den nächsten Wochen danken.

Übung 1, Teil 1

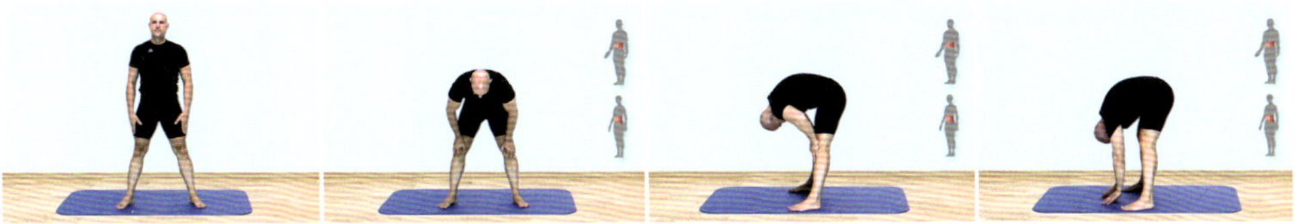

Übung 1, Teil 2 und 3

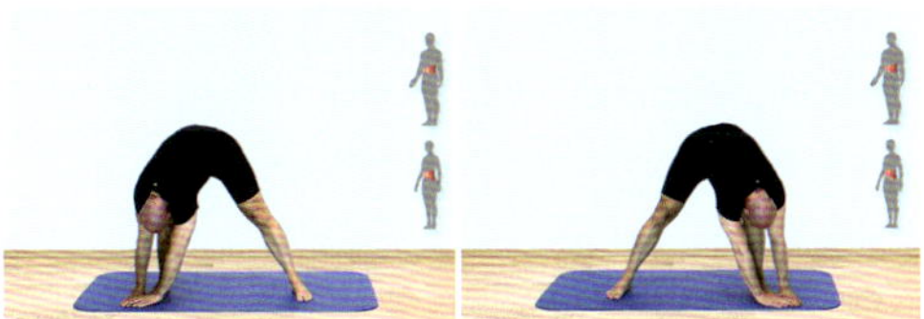

Übung 4

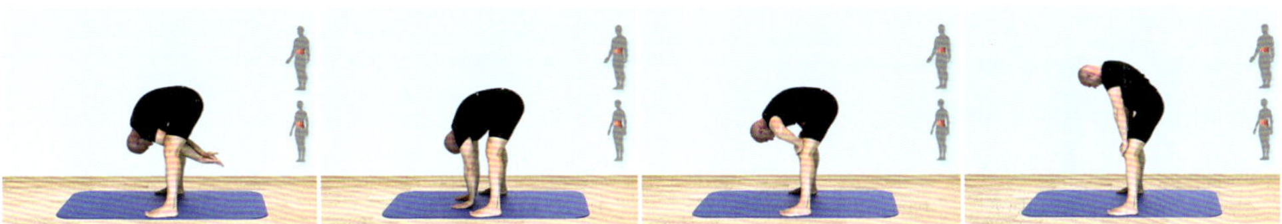

Übung 5

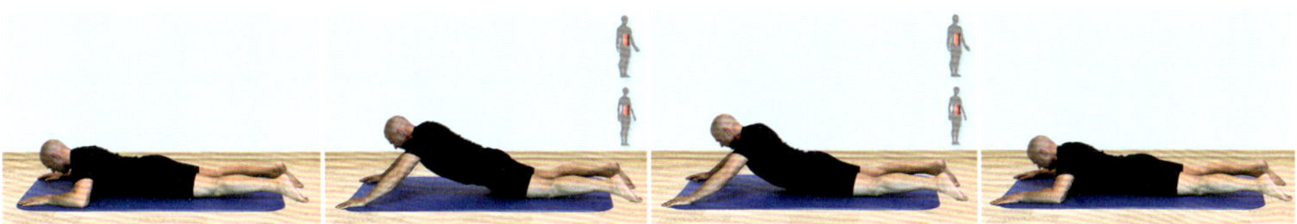

Woche 2, Tag 6: Hals und Nacken

Das Training in Kopfnähe ist nicht angenehm. Gerade Schmerzen in diesem Bereich sind nichts, was wir gut finden. Es hilft aber nichts, wir müssen da durch, sonst wird das mit dem lockeren und entspannten Körper nichts. Denken Sie immer an die Balance. Wenn die nicht eingehalten wird, gibt es Dysbalancen, und die wollen wir partout nicht. Also: Los geht's!

Übung 1: Stellen Sie sich hüftbreit hin. Gerader Rücken, Beine leicht gebeugt. Falten Sie beide Hände hinter dem Po. Schieben Sie die Hände soweit Sie können nach unten, unter den Po. Drücken Sie das Kinn Richtung Brust.
Es entsteht ein großer Zug im Hals- und Nackenbereich. Ziehen Sie jetzt – vorsichtig! – die Hände vom Körper weg und wippen Sie nach hinten, während Sie das Kinn auf der Brust lassen. Wippen Sie eine Minute nach hinten, lösen Sie anschließend alle Spannungen im Körper und lockern Sie sich aus. Leichtes Schulterkreisen.

Übung 2: Stehen Sie stabil, Beine hüftbreit. Richten Sie den Kopf gerade aus, Nase zeigt nach vorne. Nehmen Sie das rechte Ohr Richtung rechter Schulter. Neigen Sie die Nase nun Richtung Boden. Nehmen Sie die rechte Hand an die linke Seite des Kopfes und ziehen Sie den Kopf leicht Richtung Boden. Ziehen und wippen Sie leicht in die Spannung. Bitte nie am Kopf reißen! Nur leicht ziehen und dadurch in die Spannung wippen. Eine Minute. Nehmen Sie die Hand ganz langsam weg, der Kopf bleibt vorerst noch in der Position. Lösen Sie ganz langsam aus der Spannung. Leichtes Schulterkreisen.

Übung 3: Wie Übung 2, nur auf der linken Seite. Kopf nach links, Nase und Kopf zum Boden neigen und leicht am Kopf ziehen und durch leichtes Wippen eine Minute die Spannung verstärken. Kommen Sie nach einer Minute langsam aus der Spannung und lassen Sie die Schultern kreisen.

Übung 4: Bei der nächsten Übung bitte keine Experimente und keine hektischen Bewegungen machen. Nehmen Sie den Kopf in den Nacken, soweit Sie können. Lassen Sie ihn da und schauen Sie zur Decke. Lassen Sie die Schultern tief fallen und legen Sie den Kopf so weit zurück, wie Sie können. Es ist im ersten Moment sehr unangenehm, wird aber deutlich besser. Wenn es Ihnen guttut, können Sie den Mund dabei leicht öffnen und den Kiefer locker lassen. Versuchen Sie eine Minute in dieser Übung zu bleiben. Ich sage bewusst versuchen. Es hört sich einfacher an als es ist. Tasten Sie sich langsam in diese Übung rein und machen Sie sie, so lange Sie sie als angenehm empfinden. Lösen Sie langsam und warten Sie kurz.

Übung 5: Eine Minute Schulterkreisen zum Auslockern.

Übung 1

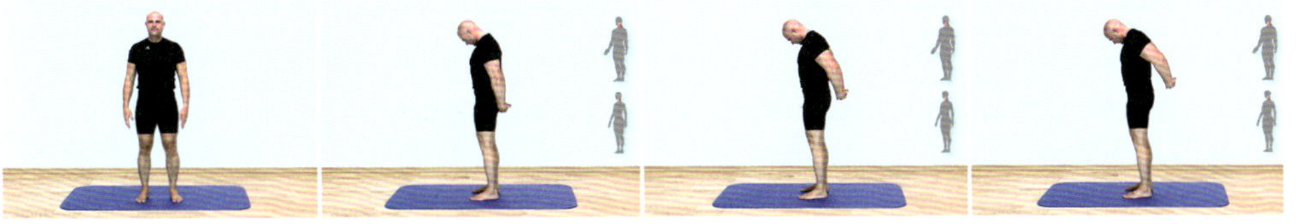

Übung 2 und 3

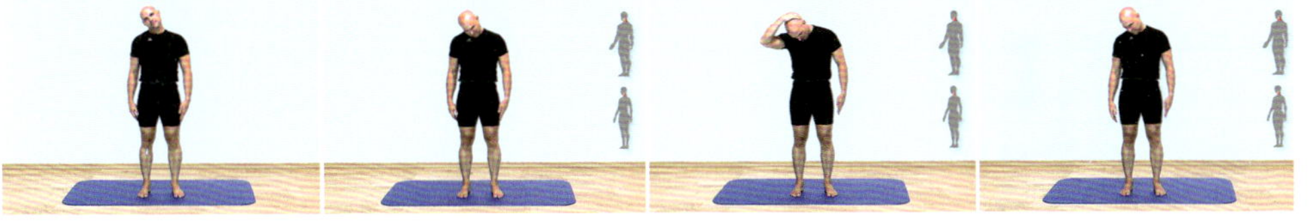

Übung 4

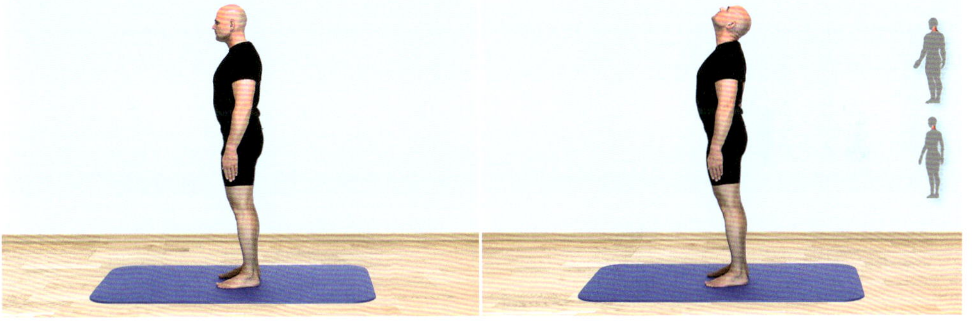

Woche 2, Tag 7: Arme, Ellenbogen und Hand

Unglaublich, Woche 2 ist schon fast vorbei! Sie sind noch am Lesen und hoffentlich auch am Mitmachen. Das macht mich sehr stolz, aber noch viel wichtiger ist, dass es Sie stolz machen sollte. Darauf kommt es an. Auf die Kontinuität und das Durchhalten. Mit Spaß und Freude macht man vieles leichter und öfter. In diesem Sinne: Lassen Sie mich Sie wieder quälen. Es wird wieder unangenehm, und ich freu mich drauf – nicht auf das Unangenehme, sondern auf das schöne Gefühl am Ende und in den nächsten Tagen.

Übung 1: Stellen Sie sich hin. Strecken Sie die Arme parallel zur Seite von sich weg. Strecken Sie die Arme ganz durch, strecken Sie die Hände ganz weg. Spreizen Sie die Finger ganz auf. Ganz wichtig: Spüren Sie den Zug im Arm, bis in die Fingerspitzen. Drehen Sie jetzt die Daumen nach hinten und nach unten. Fließende Bewegung. Die Hände ganz vor- und zurückdrehen, während Sie die Arme ganz ausgestreckt haben. Den Daumen ganz nach unten zeigen lassen und ganz nach hinten. Eine Minute.

Übung 2: Nehmen Sie beide Hände vor die Brust. Legen Sie alle Finger und die Handflächen aneinander. Die Finger zeigen zur Decke. Drücken Sie die Hände fest gegeneinander. Schieben Sie nun die Handwurzeln nach unten, ohne die Hände zu lösen. Wippen Sie mit den Händen nach unten. Eine Minute zügiges Wippen, während die Hände die ganze Zeit aneinandergepresst werden.

Übung 3: Strecken Sie den rechten Arm vor sich. Die Finger lassen Sie nach unten zeigen und den Handrücken nach vorne. Ziehen Sie jetzt mit der linken Hand den Handrücken der rechten Hand zu sich. Ziehen Sie nicht die Finger, ziehen Sie bitte den Handrücken. Wippen Sie die Hand zu sich heran. Zügig und so kräftig, dass Sie es aushalten. Eine Minute in der Spannung wippen und die Spannung erhöhen.

Übung 4: Wie Übung 3, nur mit der anderen Hand. Auch hier eine Minute in die Spannung wippen. Anschließend ausschütteln und der Hände lockern.

Übung 5: Nehmen Sie den Daumen der linken Hand und drücken diesen am rechten Ellenbogen in den Muskelansatz. Massieren Sie eine halbe Minute den Sehnen- und Muskelansatz leicht durch. Sie können auch gern mehr Druck aufwenden, aber Vorsicht, das ist sehr schmerzhaft. Es ist okay, wenn es schmerzt, dadurch machen wir das Gewebe weich und locker. Versuchen Sie es auf der anderen Seite und schauen Sie, wo es schlimmer ist.

Die zweite Woche ist vorbei, und wenn Sie das lesen, dann sind Sie immer noch bei mir – das ist gut so und freut mich riesig! Verraten Sie mir, wie es Ihnen geht?

Übung 1

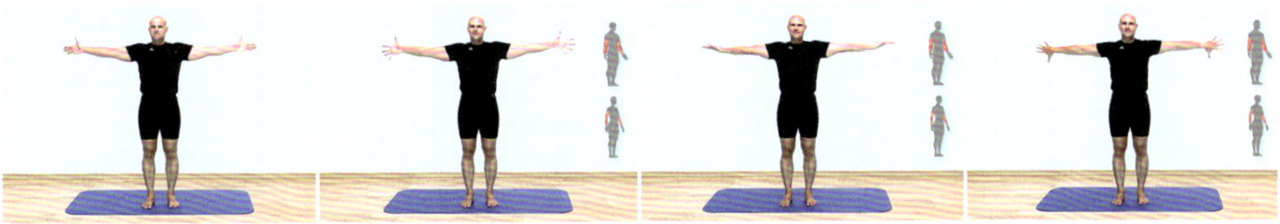

Übung 2

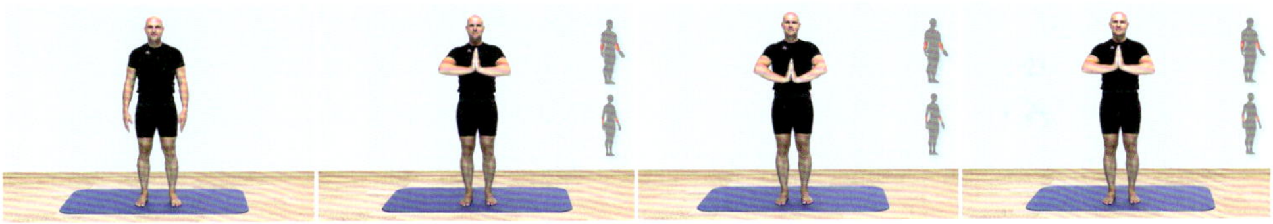

Übung 3

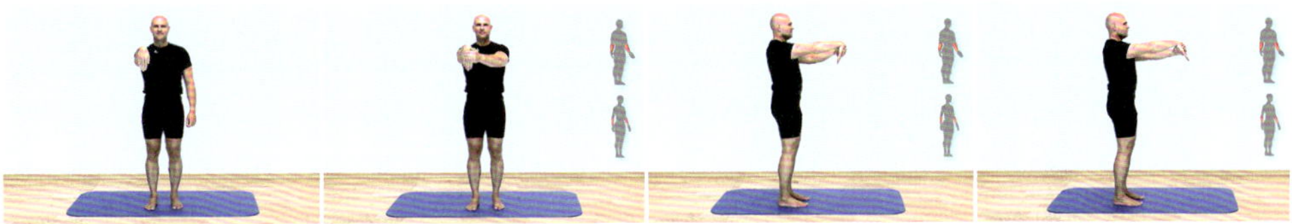

Übung 5

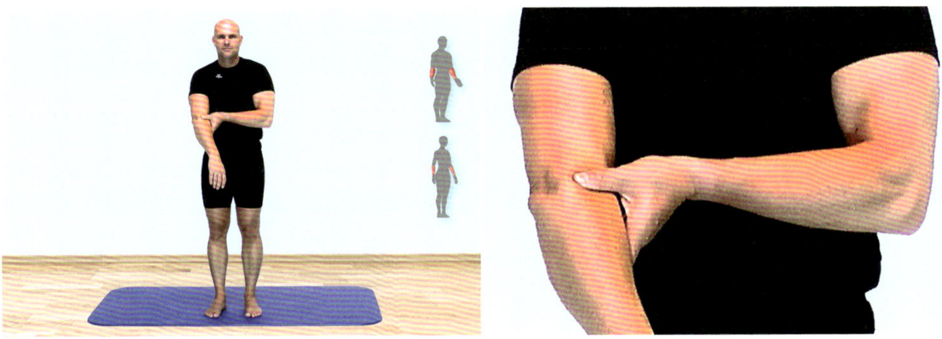

Woche 3

In dieser Woche werden Sie erfahren, was so Tolles an dem Rollen auf der Rolle oder dem Arbeiten mit einem Ball ist. Vergessen Sie nur nicht, viel zu trinken, sonst bringt Ihnen das Rollen auf der Rolle nichts bzw. nicht viel.

Warum bringt das Rollen auf der Rolle nur den richtigen Effekt, wenn ich viel Wasser getrunken habe? Dies zeige ich Ihnen deutlich im Abschlussvideo dieser Woche. Ich verrate es Ihnen aber schon mal, weil es einfach wichtig ist. Wir quetschen altes Zellwasser beim Training mit der Rolle aus den Zellen heraus und aktivieren diese, so dass sie neues Wasser anfordern. Das klappt aber nur, wenn vorher ausreichend frisches Wasser zur Verfügung gestellt wurde. Sollte dem nicht so sein, dann haben wir nicht viel mehr erreicht, als uns Schmerzen zuzufügen und altes Wasser raus- und altes Wasser reinzubringen. Das verstehe ich nicht unter zellaktivem Training! Ich möchte Ihnen nochmal in Erinnerung rufen, dass 60 Prozent Ihres Körpergewichtes Wasser ist. Das bedeutet für eine 60-Kilo-Frau mindestens 36 Liter Wasser. Bitte versuchen Sie sich vorzustellen, wie ein Zellaustausch funktionieren soll, wenn wir nur einen oder zwei Liter pro Tag zuführen! Das kann nicht klappen und ist eine wichtige Information, insbesondere vor dem Training mit der Rolle.

Woche 3, Tag 1: Fuß und Ferse

Bevor wir mit der ersten Übung beginnen, möchte ich Ihnen kurz etwas demonstrieren. Am Ende werden Sie so verblüfft sein, dass Sie denken, ich kann zaubern, aber nein, das kann ich nicht.

Stellen Sie sich gerade hin. Bücken Sie sich einfach mal mit gestreckten Beinen nach vorne, ohne zu wippen. Schauen Sie, bis wohin Sie kommen, ohne Aufwärmen und ohne Wippen. Merken Sie sich den Punkt, bis wohin Ihre Hände kommen. Mehr nicht. Nur merken, weder eine Übung machen noch wippen. Fertig? Dann los zur ersten Übung der dritten Woche. Die macht wirklich mehr Sinn, wenn Sie diesen Test gemacht haben, denn hieran möchte ich Ihnen etwas erklären.

Übung 1: Stellen Sie sich bei der Übung auf die Matte. Nehmen Sie Ihren Tennis- oder Golfball und legen Sie ihn auf den Boden bzw. die Matte. Es ist zu empfehlen, alles auf der Matte zu machen, sonst rutscht der Ball weg.
Nehmen Sie den Ball unter einen Fuß und massieren Sie Ihre Fußsohle mit leichtem Druck, indem Sie den Ball unter der Fußsohle hin und her rollen. Massieren Sie den ganzen Fuß richtig schön durch. Sie merken schnell, dass es dort Punkte gibt, die Ihnen mehr

wehtun als andere Stellen. Fixieren Sie bitte einen dieser Punkte. Bleiben Sie mit dem Ball auf dem Punkt und erhöhen Sie nach und nach den Druck. Ja, ich weiß, es tut weh und es wird noch viel mehr wehtun, denn die Aufgabe ist jetzt, dass Sie das ganze Gewicht auf den Punkt stellen. Erhöhen Sie immer weiter den Druck und beißen Sie auf die Zähne. Lösen Sie nach einer Minute und gehen Sie ein bisschen umher.

Bevor wir nun den anderen Fuß machen, stellen Sie sich bitte wieder hin und „bücken" sich wie beim Eingangstest und schauen mal, wie tief Sie jetzt kommen. Machen Sie sich bewusst, dass wir Ihren Rücken nicht angefasst haben. Wie weit sind Sie gekommen? Ich denke, der Punkt wird klar. Sie kommen erheblich weiter! Ich erkläre Ihnen nach den Übungen des heutigen Tages, wie das funktioniert.

Übung 2: Machen Sie das Gleiche mit dem anderen Fuß. Hier könnte es eine andere Stelle sein, die schmerzt. Massieren Sie Ihre Fußsohle und finden Sie Ihren Punkt. Bearbeiten Sie diesen Punkt mit viel Druck und lösen Sie nach einer Minute. Testen Sie wieder, wie weit Sie kommen. Sie werden überrascht sein: Es geht wieder noch ein Stück tiefer. Und: Sollten Sie mehrere Punkte haben, die schmerzen, können Sie gern alle Punkte bearbeiten. Es lohnt sich.

Übung 1

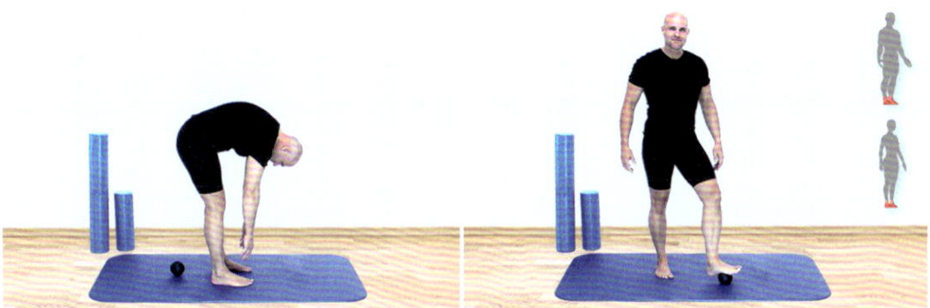

Übung 2

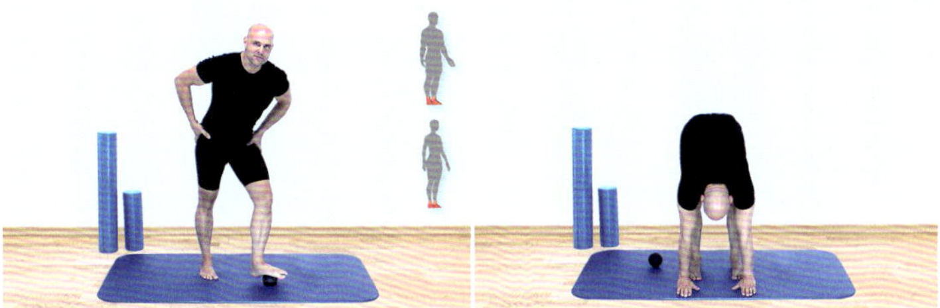

Übung 3: Stellen Sie sich hin und gehen Sie abwechselnd auf die Zehenspitzen. Ziehen Sie die Fersen schön fest hoch, soweit Sie können, und genießen Sie die Dehnung in der Fußsohle und in den Zehen. Gehen Sie nun mit beiden Füßen ganz hoch auf die Zehenspitzen und drücken die Fersen ganz hoch. Wippen Sie im Endpunkt so oft und fest Sie können. Eine Minute. Lösen Sie und entspannen Sie sich, während Sie auf der Stelle gehen.

Übung 4: Mit oder ohne Ball – es geht auch mit einer Rolle oder einem Nudelholz. Setzen Sie sich auf den Po und strecken Sie die Beine aus. Ohne Ball strecken Sie einfach die Zehen so weit nach vorne, wie Sie können, und machen die Füße richtig lang. Beide gleichzeitig. Im Endpunkt wippen Sie mit den Zehen nach vorne. Haben Sie einen Ball zur Hand, dann legen Sie den zusätzlich noch unter eine Achillessehne. Das unterstützt die Übung und tut einfach richtig gut. Sollten Sie eine große Rolle haben, dann können Sie die auch unter beide Fersen legen und die Übung für beide Beine gleichzeitig machen. Genießen Sie die Dehnung und das Gefühl der Erlösung, wenn es vorbei ist. Stehen Sie anschließend auf, gehen ein wenig umher und nehmen Sie Ihren Gang wahr.

Übung 5: Ohne Hilfsmittel. Lachen Sie nicht, versuchen Sie es einfach: Faszien aktivieren sich durch Hüpfen. Genau das machen wir jetzt. Wir hüpfen auf der Stelle, heftig und mit Effekt. Keine Angst, die Minute ist schneller vorbei, als Sie denken. Also hüpfen Sie leicht kurz hintereinander in die Luft, und das eine Minute lang. Ja, ich mach mit Ihnen mit, wenn Sie das Video anschauen! Danach gehen Sie ein bisschen herum und genießen die Freiheit der Faszien im Fuß und der Ferse. Fangen Sie an, dieses Gefühl zu lieben. Ich finde, es gibt nichts Schöneres als dieses befreite, lockere Gefühl von Gewebe.

Übung 3

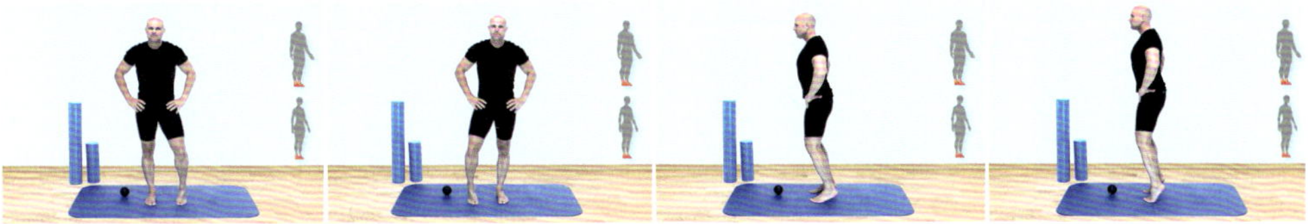

Übung 4

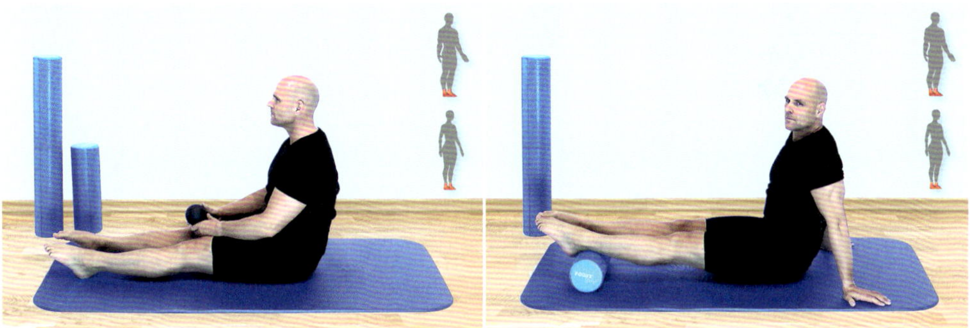

Übung 5

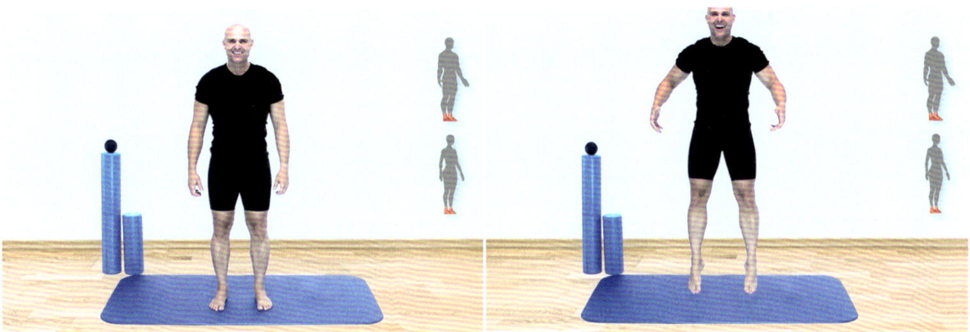

Was ist geschehen? Warum kommen Sie tiefer nach unten, wenn wir einen Punkt an Ihrem Fuß drücken, obwohl wir gar nichts an Ihrem Rücken gemacht haben? Die Erklärung liegt in der Vernetztheit unseres Körpers und seines Gewebes. Einfach alles ist miteinander verbunden, vernetzt über dieses tolle Gewebe, unser Bindegewebe. Es gibt Muskelketten, das bedeutet, alles hängt aneinander. Gesteuert wird alles über unsere zentrale Steuereinheit, unser Gehirn.

Was passiert nun, wenn wir so einen Triggerpunkt in unserer Fußsohle drücken und aktivieren? Das Gehirn empfindet Schmerz, und auf der gesamten „Leiterbahn" – vom Triggerpunkt bis zum Gehirn – spannen sich Muskeln, Bänder und Sehnen durch diesen Stressimpuls an und ziehen sich zusammen. Alle Stränge auf dem ganzen Weg werden aktiviert. Nehmen wir dann den Druck von dem Punkt und gehen umher, lassen alle Muskeln, Bänder und Sehnen auf diesem Strang gleichzeitig los und entspannen sich, und das mehr als im Ausgangszustand. Deshalb kommen Sie weiter nach unten.

Wissen Sie, was das auch bedeutet? Es bedeutet, dass nicht nur die Faszien und Fasern im unteren Rücken, sondern alle Fasern bis hoch zum Kopf gelöst und gelockert werden. Das heißt, auch Ihr Nacken müsste sich danach freier anfühlen.

Sie sehen, man braucht nicht unbedingt Hilfsmittel, aber wenn man welche hat und sie nutzt, dann bringen sie auch etwas. Vielleicht interessiert es Sie genauer, warum gerade der oder der Punkt bei Ihnen wehgetan hat. In der Abbildung auf Seite 131 sehen Sie die einzelnen Punkte, die der Fußreflexzonen-Massage zu Grunde liegen. In der Traditionellen Chinesischen Medizin, der TCM, bzw. der Akupressur wird diesen Punkten oder Triggerpunkten in den Füßen eine besondere Bedeutung beigemessen. Sie repräsentieren verschiedene Bereiche des Körpers, und man sagt, wenn ein Punkt schmerzt, dann stimmt etwas mit der entsprechenden Körperregion nicht. Das kann ein Organ, ein Knochen oder Gelenk sein. Aktiviert man dann durch das Drücken diesen Punkt, werden „Energien" – so nennt es die TCM – freigesetzt und die Selbstheilung angeregt.

Soweit die Theorie der Fußreflexzonen-Massage. Sie müssen nicht daran glauben, aber sie liefert zumindest ein Erklärungsmodell dafür, warum Sie jetzt mit den Händen weiter zu Boden kommen als vorher. Bilden Sie sich Ihre eigene Meinung. Ich selbst finde die Fußreflexzonen-Massage sehr interessant, möchte aber nicht mehr dazu sagen, denn viele Europäer erkennen diese Methode nicht als Wissenschaft an. Nichtsdestotrotz finde ich es sehr sinnvoll, Ihnen diese Darstellung zu zeigen und Ihnen die Möglichkeit zu geben, die Schmerzpunkte in Ihren Füßen zu lokalisieren und einfach mal auf sich wirken zu lassen und darüber nachzudenken, ob etwas dran sein könnte.

Übrigens: Es gibt Menschen, die merken in ihren Füßen gar nichts und haben diese Schmerzpunkte nicht. Das ist nicht unnormal, sondern im Gegenteil sehr gut und beneidenswert. Das heißt aber nicht, dass die Übungen für die Füße nichts bringen!

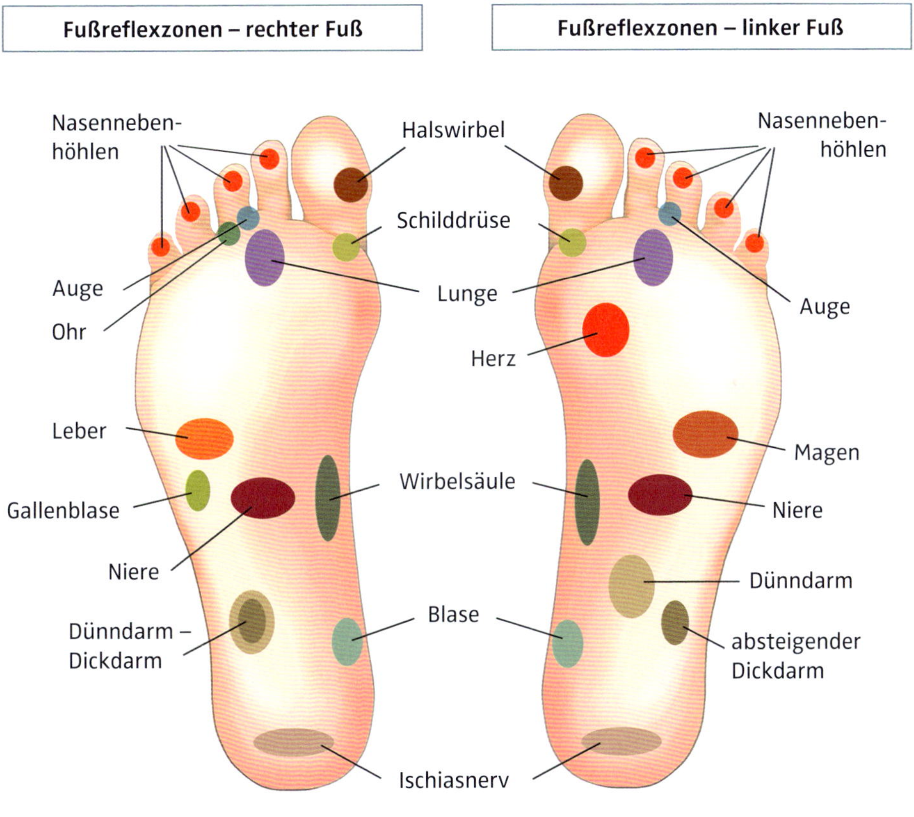

Triggerpunkte der Reflexzonenmassage

Woche 3, Tag 2: Wade und Schienbein

Wenn Sie schon mal eine richtige Bein- oder Wadenmassage hatten, dann wissen Sie, wie empfindlich diese Partien und wie schmerzhaft ihre Druckpunkte sind. Es ist zwar unangenehm, aber wie gesagt, Sie werden mit Erlösung belohnt. Heute kommt wieder die Rolle zum Einsatz.

Übung 1: Setzen Sie sich auf den Po. Nehmen Sie die Beine ausgestreckt vor sich, nebeneinander. Legen Sie die Rolle unter die rechte Ferse. Rollen Sie nun mit dem Bein über die Rolle bis zur Kniekehle und wieder zurück. Machen Sie das in einem recht schnellen Tempo. Wir wollen zuerst die Zellen aktivieren und ihnen mitteilen, dass sie sich bereit machen sollen für den „Wasseraustausch". Rollen Sie ca. 10- bis 15-mal in schnellem Tempo über die Rolle, von der Ferse bis zur Kniekehle. Wie auch im Fuß, so finden Sie hier Triggerpunkte. Das sind die, die besonders schmerzen. Nehmen Sie sich bitte einen vor. Halten Sie auf der Rolle genau auf dem Punkt an. Schlagen Sie das andere Bein drüber und erhöhen Sie somit den Druck auf den Punkt. Sollten Sie keinen Punkt haben, nehmen Sie den Wadenmuskelansatz. Sollte Ihnen das auch noch nicht ausreichen, dann stützen Sie sich nun auf die Hände und lassen Sie den Körper auf den Händen und auf dem Punkt auf der Rolle schweben. Halten Sie auf dem Punkt so lange aus, wie Sie können, und rollen Sie ein wenig vor und zurück. Lösen Sie langsam und rollen Sie die Wade noch mal schnell von oben nach ganz unten durch. Stellen Sie anschließend den Fuß auf und schütteln Sie die Wade kräftig durch.

Übung 2: Machen Sie die Übung mit dem anderen Bein. Rollen Sie schnell über die Wade, halten Sie am Muskelansatz an, legen Sie das andere Bein darüber und erhöhen Sie den Druck. Rollen Sie leicht vor und zurück, und wenn Sie können und es aushalten, stützen Sie Ihren Körper auf den Händen ab und erhöhen somit den Druck erneut. Nach einer Minute nochmal schnelles Ausrollen und Ausschütteln.

Übung 3: Legen Sie sich auf den Bauch und positionieren Sie die Rolle unter Ihr Schienbein. Rollen Sie zügig über die Rolle von ganz unten nach ganz oben und aktivieren Sie Ihre Zellen. Sollten Sie einen Punkt finden, der Sie besonders ärgert, nehmen Sie sich diesen vor, halten Sie dort an und legen Sie auch hier das andere Bein drüber. Rollen Sie für eine Minute vor und zurück. Auslockern.

Übung 4: Und nun das Schienbein auf der anderen Seite. Sie liegen auf dem Bauch, die Rolle unter Ihrem Schienbein, erst schnelles Rollen hoch und runter, Punkt finden und bearbeiten oder den Muskelansatz wählen.

Übung 5: Stehen Sie auf, stellen Sie sich hin und gehen Sie auf der Stelle. Ziehen Sie dabei die Fersen hoch, soweit Sie können. Kurz auslockern und anschließend leichtes intensives Hüpfen auf der Stelle.

Übung 1 und 2

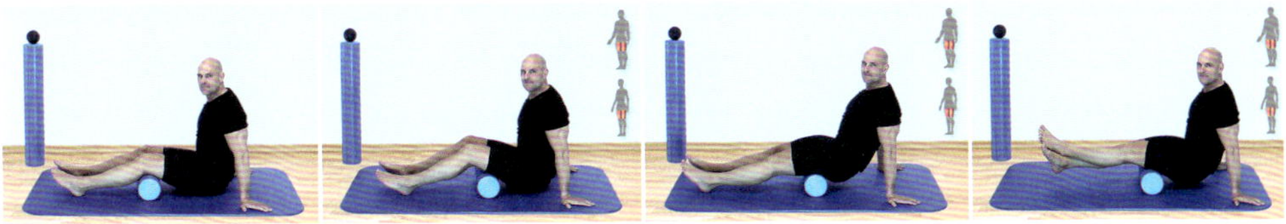

Übung 3 und 4

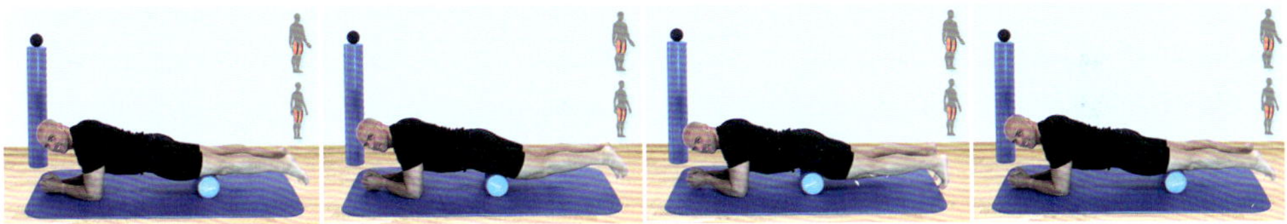

Woche 3, Tag 3: Oberschenkel

Heute schauen wir, wie gut Ihr Bindegewebe an Ihren Oberschenkeln ist und wie sehr es Ihnen Schmerzen zufügt. Apropos Schmerzen: Vergessen Sie nicht die Schmerzskala (siehe S. 76). Während dieser Übungen sollten sich Ihre Schmerzen immer um die 5 auf der Skala herum bewegen. Bei deutlich über 5 wissen Sie, dass entweder das Gewebe so verhärtet ist, dass Sie langsamer machen müssen, oder dass Ihre Rolle zu hart ist. Dann müssen Sie den Druck lockern. Für diese Übungen empfehle ich Ihnen die Yoga-Rolle als beste Wahl. Sie ist breiter und nicht so hart.

Übung 1: Setzen Sie sich auf den Po und nehmen Sie die Beine vor sich. Legen Sie die Rolle unter Ihre Oberschenkel. Rollen Sie zügig auf der Rolle mit beiden Beinen vor und zurück. Vom Knie bis zum Po. Schnelles Rollen aktiviert die Fasern und Zellen und wärmt leicht auf. Stützen Sie sich auf die Hände und heben Sie den Po vom Boden, damit der Druck auf die Rolle größer wird. Rollen Sie zügig eine Minute von oben nach unten. Sollten Sie einen Triggerpunkt spüren, können Sie den gern gezielt angehen, ansonsten rollen Sie zügig den Oberschenkel durch.

Übung 2: Stützen Sie sich seitlich ab und strecken Sie das untere Bein aus. Das obere legen Sie seitlich raus. Darunter legen Sie nun die Rolle. Die Rolle sollte somit unter dem Innenschenkel liegen. Rollen Sie nun mit Schwung und Tempo die Innenseiten der Schenkel. Möchten Sie etwas gegen Cellulite tun, dann rollen Sie sehr kräftig unter großem Druck über die Oberflächen. Wechseln Sie nach 15 bis 20 Zügen zum anderen Schenkel.

Übung 3: Legen Sie sich auf den Bauch. Legen Sie die Rolle unter Ihre Oberschenkel. Rollen Sie vom Knie bis zur Hüfte in schnellen, aktivierenden Zügen über die Rolle. Sie können die Füße übereinanderlegen, dann wird der Druck größer und die Intensität steigt. Rollen Sie zügig eine Minute von oben nach ganz unten.

Übung 4: Legen Sie sich auf die Seite. Nehmen Sie die Rolle unter den Außenschenkel. Sie liegen mit Ihrem vollen Gewicht auf dem Außenschenkel und rollen vom Knie bis zur Hüfte. Sie stützen sich auf den Arm oder die Hand und schieben den gesamten Körper hoch und runter. Diese Partie ist extrem unangenehm und schmerzhaft. Das Gewebe an der Außenseite des Oberschenkels wird von Kindesbeinen an trainiert und verhärtet schon sehr früh, das spüren wir nun. Große, lange Züge über die Außenschenkel, erst rechts, dann links. Hüftprobleme bekommt man so schnell in den Griff.

Übung 5: Stehen Sie auf und lockern Sie sich aus. Springen Sie in kleinen Sprüngen auf und ab. Das lässt das Zellgewebe sich wieder mit Wasser füllen, und die Spannkraft kehrt zurück.

Übung 1

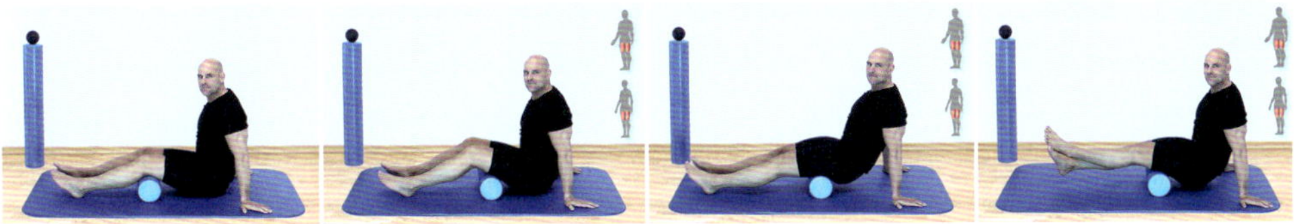

Übung 2

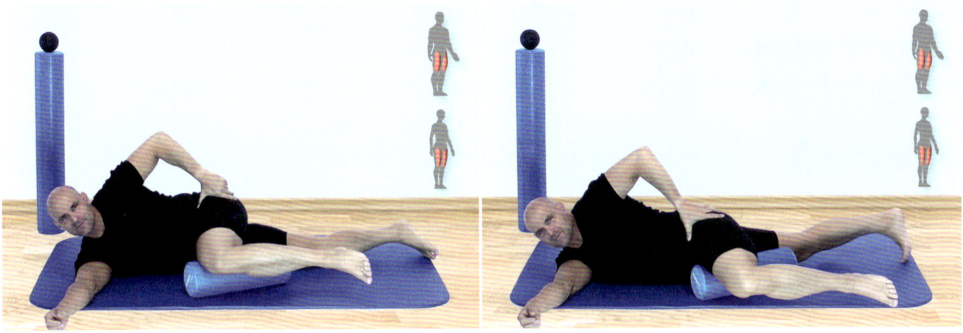

Übung 3

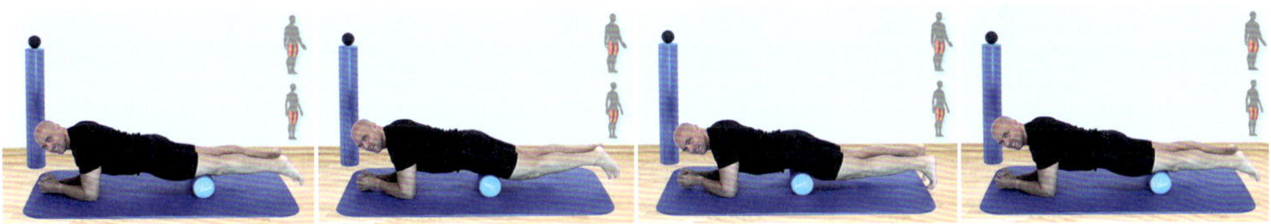

Übung 4

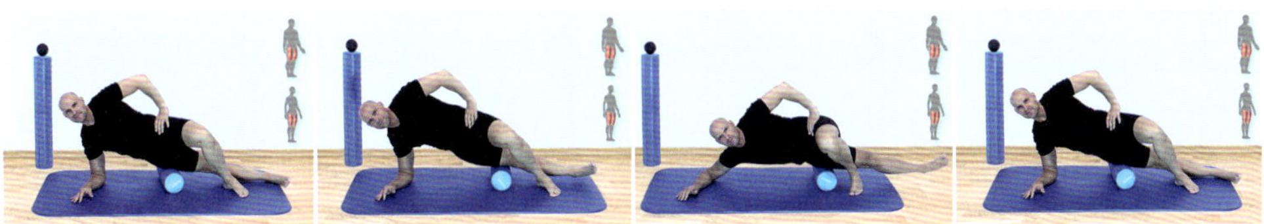

Woche 3, Tag 4: Hüfte und Po

Die Hälfte der Woche ist fast geschafft! Lassen Sie uns heute mit der Hüfte weitermachen.

Übung 1: Legen Sie sich auf den Bauch und halten Sie Ihre Rolle bereit. Legen Sie die Rolle unter die rechte Hüfte auf den Übergang vom Oberschenkel zu Oberkörper. Rollen Sie zügig 10- bis 15-mal über den Oberschenkel und den Hüftansatz. Stützen Sie sich dabei auf den Händen ab. Bleiben Sie mit der Rolle auf dem Hüftbeuger (da, wo es am meisten schmerzt) und rollen Sie nun in kleinen kurzen, kräftigen Zügen vor und zurück in kurzen Bewegungen, eine Minute lang. Sie können die Übung schwer(er) machen, wenn Sie die Beine übereinanderlegen bzw. -schlagen. Dadurch wird der Druck automatisch erhöht. Danach schütteln Sie sich im Liegen ein wenig aus. Sie können auch gern mal Ihren Knöchel fassen und zum Po ziehen und den Oberschenkel dabei lösen und leicht nach oben wippen.
Übung 2: Wechseln Sie zum anderen Bein: Nehmen Sie die Rolle unter die andere Hüfte und rollen Sie auch hier wieder 10- bis 15-mal schnell über Oberschenkel und Hüfte. Bleiben Sie wieder auf dem intensivsten Punkt und rollen Sie eine Minute vor und zurück. Lösen Sie wie auf der anderen Seite und wenn Sie möchten, ziehen Sie noch mal den Knöchel zum Po und dehnen den Hüftbeuger auf. Das tut gut.

Übung 3: Die nächste Übung ist einfach nur nett, nur die Wasserflasche wäre nicht so geeignet. Setzen Sie sich mit dem Po auf die Rolle. Stützen Sie sich hinten ab und rollen Sie in kurzen und schnellen Bewegungen über die Rolle. Sie können eine Minute auf dem kompletten Po rollen, anschließend nur auf einer Pobacke und dann eine Minute auf der anderen Pobacke. Heben Sie dabei gern das Bein auf der anderen Seite hoch. Der Po kann einiges ab und ist nicht ganz so empfindlich wie die Oberschenkel oder die Waden. Danach stehen Sie langsam auf und lockern sich aus.
Übung 4: Springen Sie in kurzen kleinen Sprüngen auf der Matte auf und ab. Wie Sie in den vorigen Übungen schon gemerkt haben, hilft das und tut gut. Auch wenn es komisch aussieht, lockert es ungemein das Bindegewebe und die gerade aktivierten Zellen.

Hilfe zur Selbsthilfe

Eine meiner Lieblingsweisheiten: Gib einem Hungernden einen Fisch, dann wird er einmal satt. Zeig ihm, wie man fischt, dann wird er für immer satt. So sehe ich auch mein Buch und das Online-Coaching: Ich zeige Ihnen, wie man fischt. „Hilfe zur Selbsthilfe" könnte man auch einfach sagen. Gelingt es Ihnen, nachhaltig die Bewegung in den Alltag einzubauen, dann haben wir es geschafft. Und wenn Sie die kleinen Tricks, die ich Ihnen hier und in den Videos gebe, verinnerlichen, dann können Sie sich selbst helfen.

Übung 1 und 2

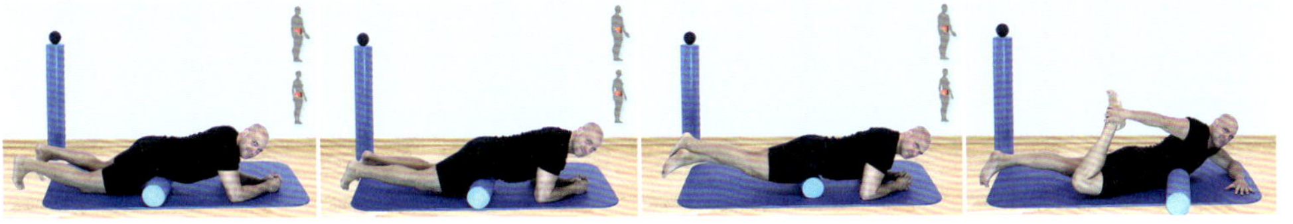

Übung 3

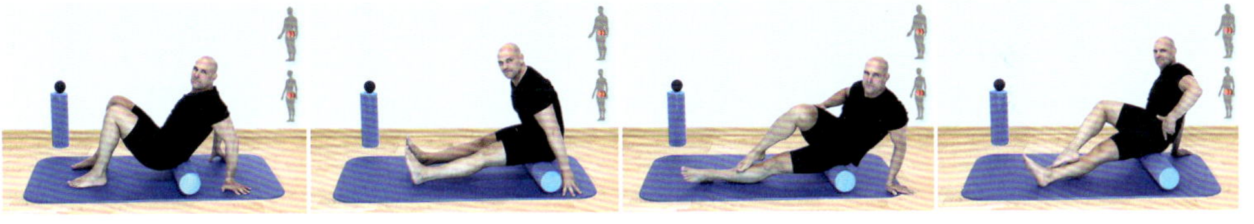

Übung 4

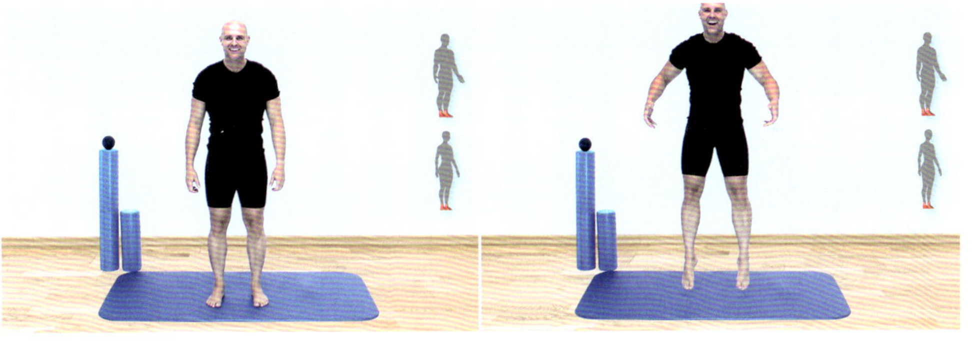

Woche 3, Tag 5: Lendenwirbelsäule und Bauch

Ich glaube, fast jeder hat an diesen Bereichen schon mal den einen oder anderen Schmerz verspürt. Das ist auch völlig normal. Wir sitzen einfach zu viel auf unserem Po und bewegen uns zu wenig und trainieren unseren Bauch nicht effektiv im Alltag.

Übung 1: Setzen Sie sich auf den Po und nehmen Sie die Beine vor sich. Legen Sie die Rolle an Ihren Po heran. Nehmen Sie nun die Hände nach hinten und stützen sich hinten ab und lassen Sie sich langsam mit dem unteren Rücken auf die Rolle ab. Sie können sich auch auf den Ellenbogen abstützen, wenn Ihnen das vollflächige Liegen auf der Rolle zu unangenehm ist. Schieben Sie sich nun in kurzen, schnellen Bewegungen über die Rolle. Wie bisher auch 10 bis 15 schnelle, aktivierende Züge und dann langsame und intensivere Züge. Erst vollflächig, anschließend die rechte Seite, dann die linke Seite, insgesamt eine gute Minute.
Übung 2: Legen Sie sich auf den Bauch und nehmen Sie die Rolle unter sich. Stützen Sie sich auf den Ellenbogen ab und schieben Sie sich mit der Rolle vor und zurück über den kompletten Bauch. Nehmen Sie dabei die Spannung raus. Rollen Sie gerade und rollen Sie rechts und links über die Flanken. Lassen Sie sich Zeit und machen Sie es so, wie es Ihnen guttut. Wieder eine gute Minute.
Übung 3: Sie liegen immer noch auf dem Bauch. Sützen Sie sich jetzt auf Ihre Hände und drücken Sie Ihren Oberkörper langsam von der Matte Richtung Decke. Das Becken bleibt auf dem Boden. Ziehen Sie sich richtig in die Länge. Genießen Sie die Spannung. Wippen Sie mit dem Becken zum Boden, eine Minute. Lösen Sie langsam und kommen Sie dann über einen Ausfallschritt nach oben in den Stand. Schütteln Sie sich aus.
Übung 4: Springen Sie kurz und heftig eine Minute, um alles Gewebe zu „schocken" und locker zu machen. Eine Minute, dann locker auf der Stelle gehen und ausschütteln.

Eine Runde Bauch
Machen Sie mal eine Runde Bauch mit mir: Suchen Sie sich einen fünf- oder zehnminütigen Bauchkurs mit mir aus und legen Sie einfach los. Das schaffen Sie schon! Ist wirklich super! Sehr effektiv und schnell vorbei. Anschließend das Faszientraining – und der (nächste) Tag kann kommen!

Übung 1, Teil 1

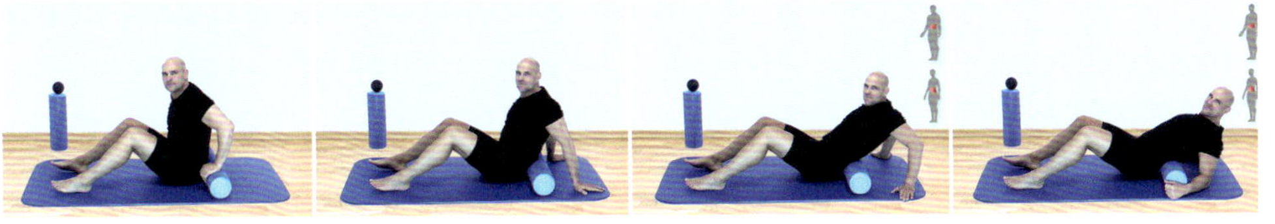

Übung 1, Teil 2

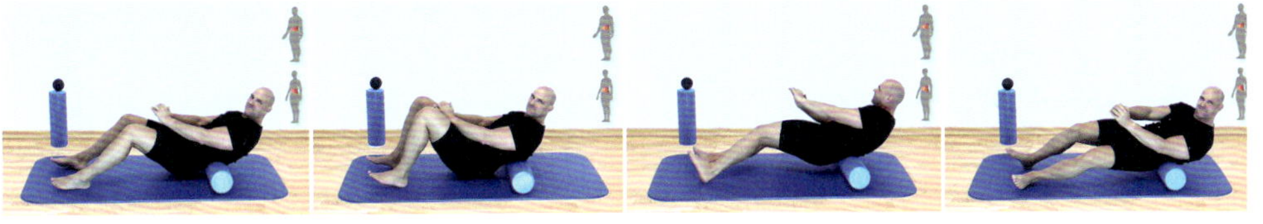

Übung 2

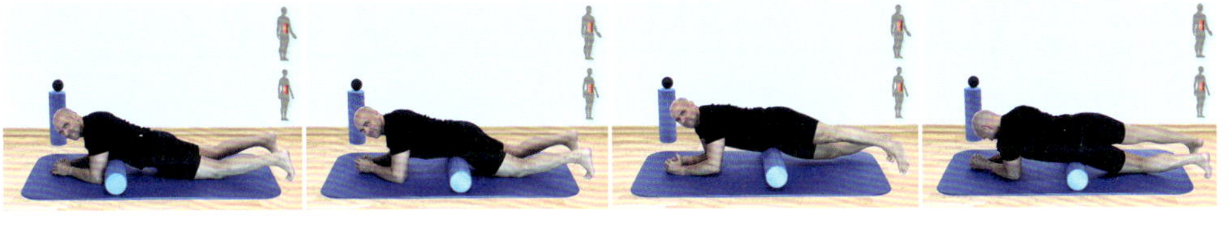

Übung 3

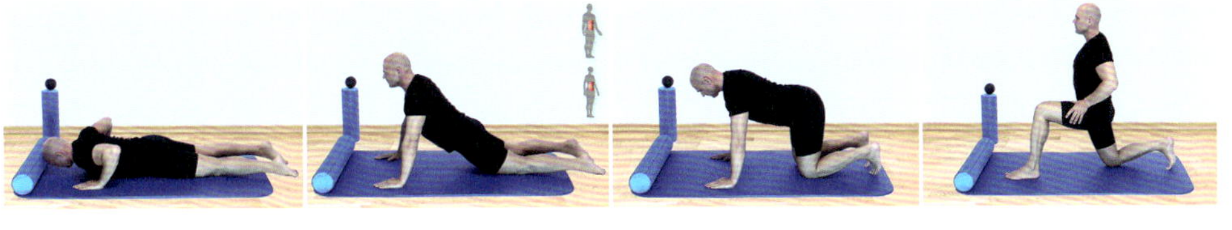

Woche 3, Tag 6: Hals und Nacken

Schulter, Nacken und Hals liegen nah beieinander, und die nächsten Übungen sind für alle drei Bereiche sehr effektiv und (un-)angenehm. Es tut zwar weh, aber man merkt direkt, dass es etwas bringt, und das ist ein tolles Gefühl. Sie brauchen hier nun einen harten Ball.

Übung 1: Legen Sie sich auf den Rücken. Nehmen Sie den Ball und legen Sie ihn zwischen Ihre Schulterblätter, bitte auf die Muskeln, nicht auf die Wirbelsäule, sondern knapp daneben nach links. Rollen Sie ein wenig hin und her, rauf und runter. Spüren Sie Ihren Rücken. Rollen Sie den Bereich zwischen den Schulterblättern ab und schauen Sie, wo es Ihnen am meisten wehtut. Dort sind Sie dann richtig. Legen Sie sich den Ball direkt auf einen Triggerpunkt und entspannen Sie sich, soweit das möglich ist. Atmen Sie ruhig und tief und bleiben Sie locker. Suchen Sie zuerst nach einem Punkt rechts und dann links oder umgekehrt. Versuchen Sie, den Ball so lange wie möglich unter diesem Punkt zu lassen und den Schmerz wegzuatmen. Kommen Sie nach einer Minute in den Sitz hoch und kreisen Sie leicht die Schultern. Fühlen und spüren Sie, wie sich das anfühlt. Die Verspannung sollte verschwunden sein.

Übung 2: Die andere Seite. Legen Sie den Ball nun rechts neben die Wirbelsäule auf Höhe der Schulterblätter. Gibt es dort auch so einen Punkt? Bleiben Sie wieder eine Minute auf dem Punkt oder dem Muskel. Der gesamte Strang bis zum Kopf wird sich lösen und es Ihnen danken. Kommen Sie nach der Minute zum Sitzen und kreisen Sie leicht die Schultern.

Übung 3: Legen Sie sich wieder auf den Rücken und legen Sie nun den Ball unter Ihren Nacken auf der rechten Seite. Das erfordert ein bisschen Geduld und ist zunächst nicht ganz, aber es geht. Lassen Sie den Ball einfach liegen und üben Sie nur mit dem Körper einen Druck auf den Ball und den Punkt aus. Hauptsache, der Ball liegt auf dem „dicken" Muskel, denn den wollen wir weich machen. Heben Sie den rechten Arm senkrecht zur Decke, wenn Ihnen der Druck noch nicht reicht, und legen Sie ihn ausgestreckt nach hinten ab. Es ist nicht angenehm, aber da bleiben Sie jetzt bitte eine Minute. Kommen Sie dann hoch, lassen Sie die Schultern kreisen und lockern Sie sich aus.

Übung 4: Seitenwechsel. Legen Sie den Ball unter den Nacken der linken Seite und finden Sie dort einen Punkt bzw. den Muskel. Heben Sie auch hier den Arm wieder an und legen Sie ihn nach hinten ab. Bleiben Sie so eine Minute, dann hochkommen und mit den Schultern kreisen. In den Stand kommen und auslockern.

Übung 5: Stellen Sie sich stabil hin. Nehmen Sie das Kinn auf die Brust, so weit Sie können, und wippen Sie eine Minute aktiv in die Spannung. Kommen Sie anschließend hoch und schütteln Sie sich aus.

Übung 1 und 2

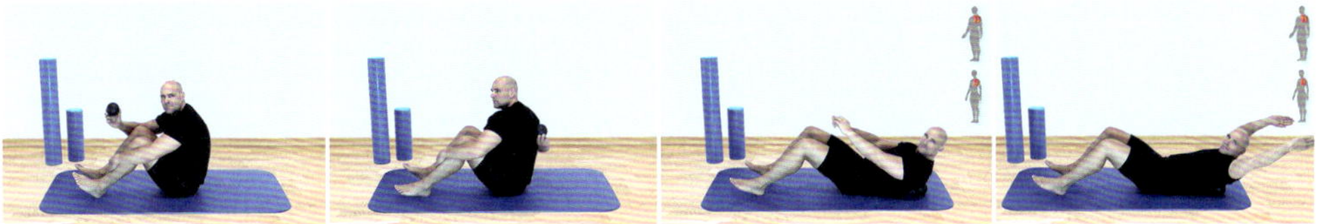

Übung 3 und 4

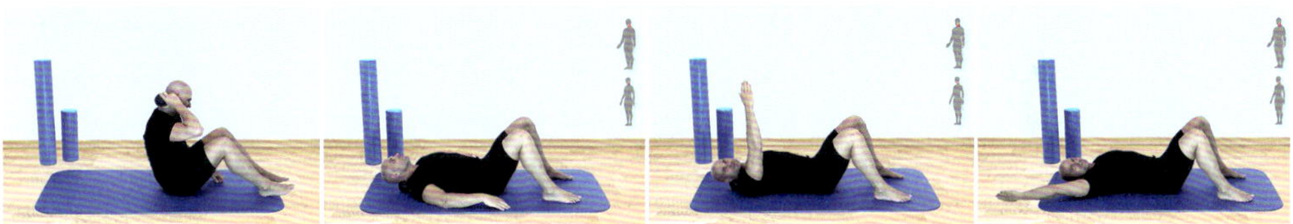

Übung 5

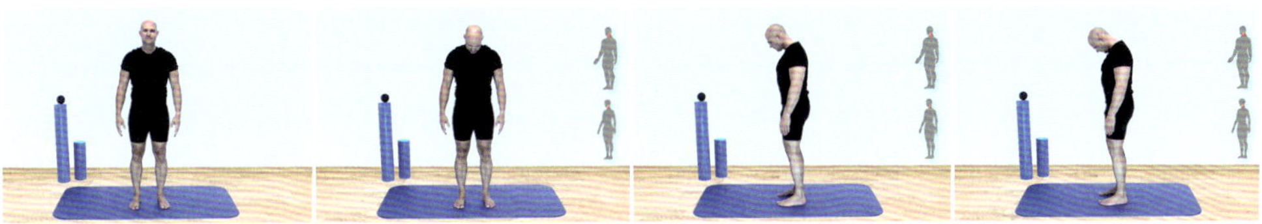

Woche 3, Tag 7: Arme, Ellenbogen und Hand

Wir nutzen heute beides, Ball und Rolle. Zuerst bearbeiten wir die Schulter und machen sie frei, weil die Schulter meist verklebt und verkürzt ist und dadurch viele Schmerzen in Ellenbogen und Hand auslöst. Wir müssen die Ursache bekämpfen, nicht die Symptome, deshalb: Schulter lockern.

Übung 1: Legen Sie sich auf den Bauch. Strecken Sie den rechten Arm nach vorne aus. Nehmen Sie die Rolle unter die rechte vordere Schulter. Rollen Sie die Rolle zügig vor und zurück wie in den bisherigen Übungen auch. Wenn Sie einen Punkt haben, der schmerzt, dann bleiben Sie auf dem Punkt und lösen dann den Arm in die Luft. Wippen Sie eine Minute mit dem Arm in die Luft. Haben Sie keinen Punkt, der schmerzt, rollen Sie einfach eine Minute das Gewebe durch und ziehen den Arm auch vorne in die Luft und wippen mit diesem. Kommen Sie anschließend in den Sitz und kreisen Sie locker die Schulter aus.

Übung 2: Die andere Seite: Legen Sie die Rolle jetzt unter die linke Schulter und rollen Sie das Gewebe weich. Nehmen Sie den linken Arm vor und heben ihn vom Boden ab. Wippen Sie ihn nach oben und verstärken Sie somit den Druck im Gewebe. Eine Minute, dann hochkommen und auslockern.

Übung 3: Knien Sie sich hin oder setzen Sie sich an einen Tisch. So, dass Sie den Unterarm auflegen können. Nehmen Sie nun Ball oder Rolle und rollen Sie zügig über die Rolle oder den Ball mit dem Unterarm, vom Handgelenk bis hin zum Ellenbogen. Drehen Sie dabei auch gern den Arm um und rollen Sie über die Oberseite des Unterarms. Kommen Sie über einen Punkt, der schmerzt, verharren Sie auf dem Punkt und erhöhen wippend den Druck. Eine Minute.

Übung 4: Das Gleiche machen Sie auf der linken Seite: Rollen Sie zügig über die Rolle oder den Ball mit dem Unterarm, vom Handgelenk bis hin zum Ellenbogen, auf allen Seiten, eine Minute lang. Anschließend schütteln Sie beide Arme kräftig aus.

Übung 5: Eine Minute leichtes Auslockern und Schulterkreisen, um den Körper wieder etwas locker zu machen.

Sie haben tatsächlich die dritte Woche hinter sich gebracht! Wie geht es Ihnen? Wie fühlen Sie sich? Merken Sie schon einen Unterschied? Schauen Sie doch noch mal in Ihre Schmerzskala und vergleichen Sie, was Sie bisher erreicht haben. Wissen Sie eigentlich, wie stolz Sie auf sich sein können? Ja, das können Sie! Das meine ich sehr ernst. Ich bin mir sehr sicher, dass Sie jetzt schon ein ganz anderes Körpergefühl haben und dass es Ihnen merklich besser geht. Schreiben Sie mir. Ich freue mich über Anregungen und Rückmeldungen.

Übung 1 und 2

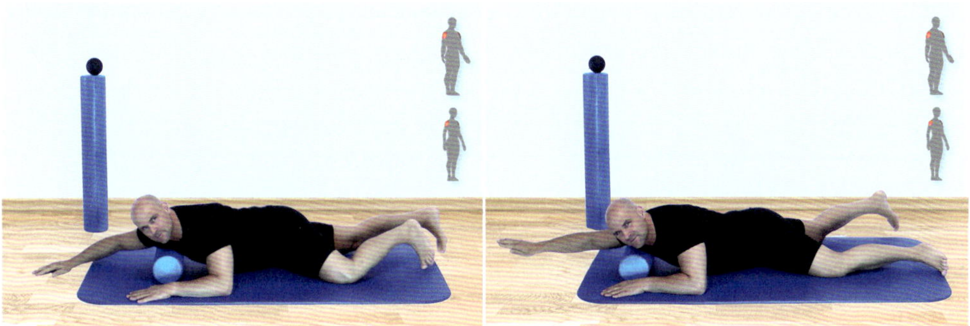

Übung 3 und 4

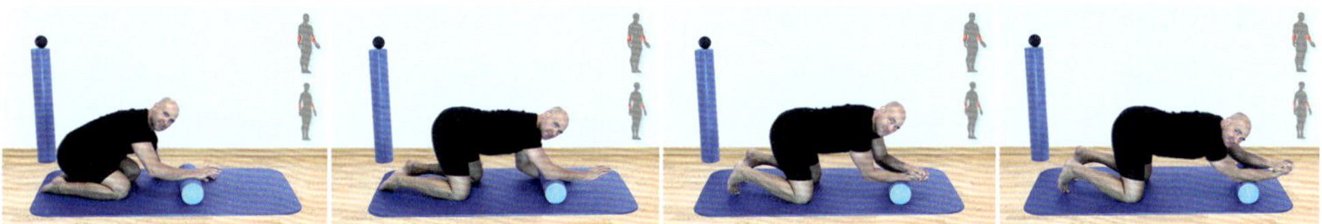

Übung 5

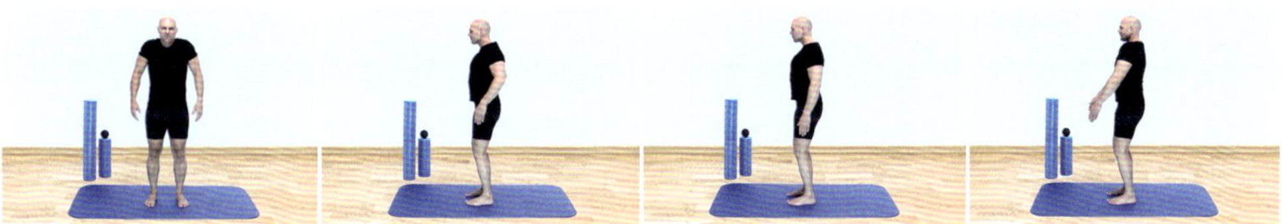

Woche 4

Diese Woche arbeiten wir wieder mit und ohne die Hilfsmittel Rolle und Ball. Auf die Füße, fertig, los!

Woche 4, Tag 1: Fuß und Ferse

Übung 1: Stellen Sie sich locker hin. Heben Sie die Fersen abwechselnd und bewegen Sie die Füße durch. Nehmen Sie wieder den Ball unter einen Fuß und massieren Sie locker Ihre Fußsohle. Schauen Sie nach, ob der oder die Punkte von letzter Woche immer noch da sind. Schauen bzw. rollen Sie den ganzen Fuß durch, ob es noch andere Punkte gibt, die Ihnen wehtun. Nehmen Sie den Punkt, der Ihnen am meisten wehtut. Sie können gern mehrere Durchgänge machen und die anderen Triggerpunkte auch noch durcharbeiten. Das schadet nicht. Eine Minute und dann leicht auslockern.
Übung 2: Wie Übung 1, nur mit dem anderen Fuß. Sollten keine Triggerpunkte da sein, dann freuen Sie sich einfach. Das ist ein sehr gutes Zeichen, nichtsdestotrotz massieren Sie Ihre Fußsohle durch und aktivieren Sie Ihre Energiezentren. Genießen Sie es. Eine Minute Massage oder Triggerpunkte bearbeiten, danach lösen und entspannen.
Übung 3: Stellen Sie sich locker und stabil auf. Machen Sie einen großen Schritt nach hinten. Drücken Sie die Zehenspitzen des hinteren Fußes fest in die Matte und die Ferse in die Luft. Versuchen Sie, die Ferse so hoch wie es geht zu ziehen und den Fuß unter große Spannung zu bekommen. Lassen Sie die Zehen fest in die Matte gedrückt und wippen Sie mit der Ferse nach oben. Eine Minute nach vorne wippen, während die Zehen fest in der Matte stehen. Kommen Sie leicht aus der Übung. Gehen Sie locker auf der Stelle und lockern Sie sich aus.
Übung 4: Wie Übung 3, nur mit dem anderen Fuß. Dann wippen Sie nach vorne und lassen die Zehen fest auf der Matte stehen und drücken den Fuß fest in den Boden. Eine Minute wippen, dann langsam aus der Übung kommen, lösen und auslockern.
Übung 5: Setzen Sie sich auf den Po und nehmen Sie die Beine vor sich. Drücken Sie die Füße und die Zehenspitzen so weit nach vorn, wie es geht. Ziehen Sie Ihren Spann richtig weit. Drücken Sie die Ferse Richtung Wade. Dadurch wird die Achillessehne entlastet und kann sich kurz entfalten und mit Flüssigkeit vollsaugen. Schieben Sie beide Füße gleichzeitig vor. Wippen Sie in der maximalen Spannung eine Minute mit den Zehen bzw. dem ganzen Fuß nach vorne. Lösen Sie anschließend und bewegen Sie die Zehen locker durch. Stehen Sie langsam auf und genießen Sie das Gefühl der ersten Schritte.

Ihre Füße werden es Ihnen immer wieder danken! Glauben Sie mir, die meisten Muskel-Skelett-Erkrankungen sind auf verkürzte Fußmuskeln, deformierte Füße und schlechten Stand zurückzuführen.

Übung 1 und 2

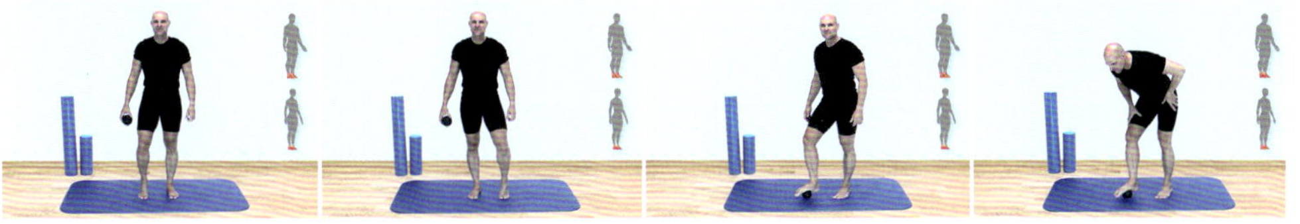

Übung 3 und 4

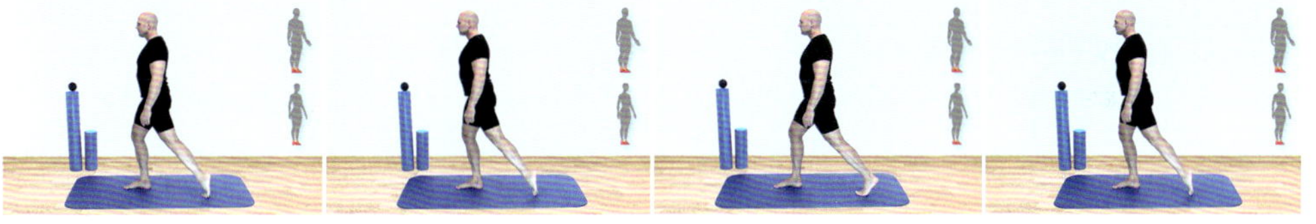

Übung 5

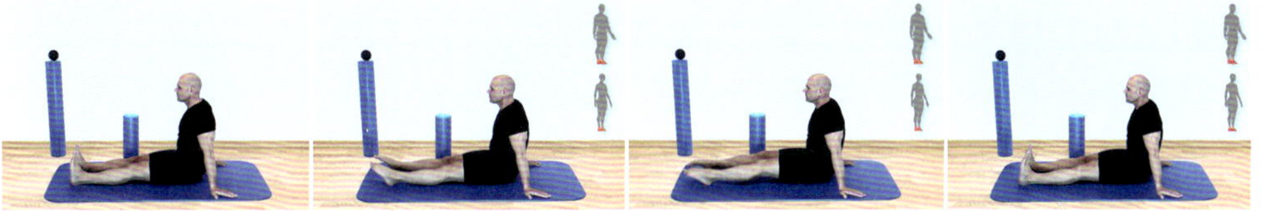

Woche 4, Tag 2: Wade und Schienbein

Ja, es muss sein. Ich würde diese Einheit auch gern überspringen, aber ich weiß, wie wichtig die Achillessehne ist und wie sehr wir sie im Alter brauchen. Aus diesem Grund lassen wir die Waden und das Schienbein erst recht nicht aus!

Übung 1: Stellen Sie sich hin. Lockern Sie Ihre Füße aus, heben Sie abwechselnd die Fersen hoch und lassen Sie die Zehen auf dem Boden. Ziehen Sie sie so hoch Sie können. Wiederholen Sie das 15- bis 20-mal. Setzen Sie sich auf den Po und nehmen Sie die Beine ausgestreckt vor sich. Bewegen Sie die Füße einmal richtig gut durch. Strecken Sie die Zehen nach vorne und ziehen Sie sie zu sich ran. Das Ganze im schnellen Wechsel und zügig, 15- bis 20-mal, dann nehmen Sie die Rolle und legen Sie sie unter die Achillessehnen. Legen Sie dann einen Fuß über den anderen. Stützen Sie sich nun hinten ab, so dass die Beine und der Po schweben und der Druck auf der Ferse hoch ist. Rollen Sie zügig, in kleinen Bewegungen über die Ferse. Eine Minute. Lösen Sie danach und bewegen Sie den Fuß kurz durch.

Übung 2: Nehmen Sie den gleichen Unterschenkel. Legen Sie die Rolle in die Ferse. Legen Sie den anderen Fuß auf den Knöchel und erhöhen Sie so den Druck auf die Rolle. Rollen Sie bis zum Wadenansatz hoch, dorthin, wo es am meisten wehtut. Rollen Sie dort mit schnellen, kurzen, aber intensiven Bewegungen über die Wade bzw. den Ansatz der Muskulatur. Eine Minute fester Druck vor und zurück.

Übung 3: Wechseln Sie zum anderen Fuß und rollen Sie zügig mit großem Druck über den gesamten Unterschenkel. Bleiben Sie wieder an der Ferse und legen Sie den anderen Fuß über den Knöchel. Erhöhen Sie den Druck auf die Ferse und rollen Sie in kurzen, intensiven Bewegungen über die Ferse. Eine Minute, dann auslockern und kurz durchbewegen.

Übung 4: Legen Sie auch hier die Rolle an den Wadenansatz und rollen Sie kurz und heftig über den Muskelansatz. Eine Minute Zähne zusammenbeißen und durch den oben liegenden Fuß den Druck auf die Rolle erhöhen, danach auslockern und durchbewegen.

Übung 5: Legen Sie sich auf den Bauch. Nehmen Sie die Rolle ans Schienbein, kurz unterhalb des Knies. Rollen Sie in schnellen, langen Zügen über das Schienbein. Rollen Sie vom Knie bis zum Spann hoch und runter. Zügiges Tempo. Sie können den Druck erhöhen, wenn Sie sich auf die Unterarme bzw. Ellenbogen stützen und den Körper schweben lassen. Das ist richtig schwer und tut auch weh. Freuen Sie sich aufs Aufstehen und aufs Gehen. Sie werden es lieben. Kommen Sie langsam in den Stand und schütteln Sie sich aus. Gehen Sie ein paar Schritte und spüren Sie, wie sich das anfühlt. Ich genieße diesen Moment immer sehr, denn es ist ein herrliches Gefühl.

Übung 1

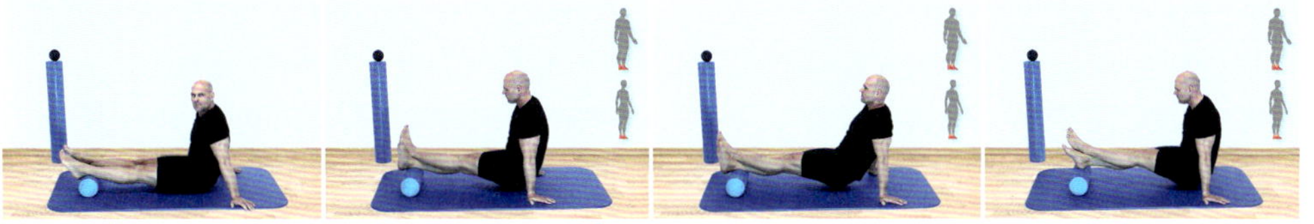

Übung 2 und 3

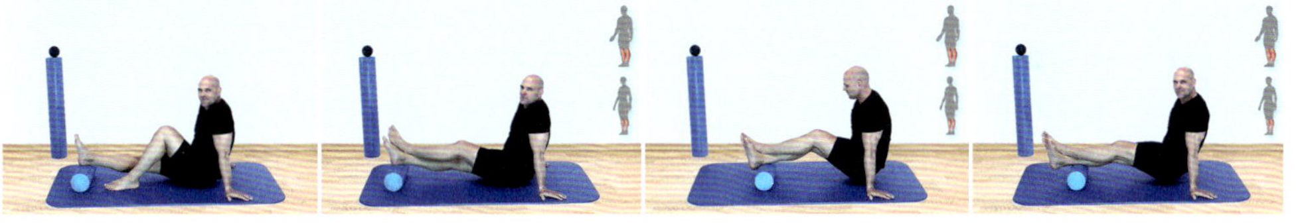

Übung 3

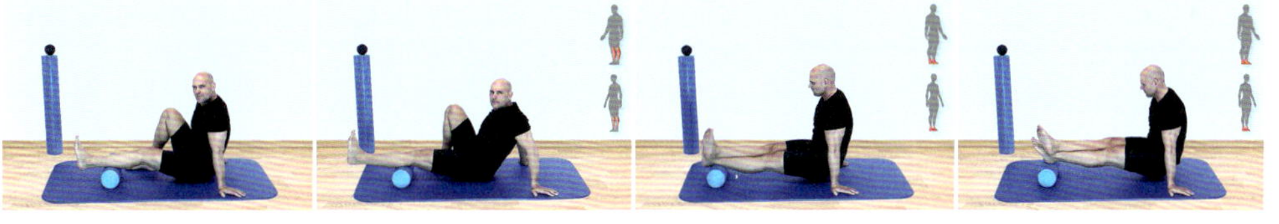

Übung 5

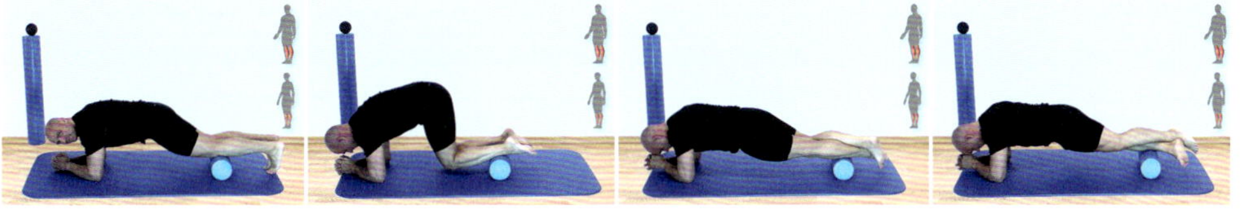

Woche 4, Tag 3: Oberschenkel

Die Waden und Schienbeine sind schon schlimm, aber die seitlichen Oberschenkel werden nicht meine Freunde. Dieser Schmerz geht oft nur sehr langsam weg, auch wenn er irgendwann weniger wird – zumindest habe ich diesen Eindruck. Es könnte sein, dass es heute ein bisschen länger dauert. Ist aber nicht schlimm.

Übung 1: Legen Sie sich auf den Bauch und legen Sie die Rolle unter Ihre Oberschenkel. Stützen Sie sich auf den Ellenbogen ab und heben Sie das Becken an. Rollen Sie mit beiden Oberschenkeln in langen Zügen über die Rolle. Sie können das Gewicht auch seitlich verlagern und so alle Bereiche des vorderen Oberschenkels richtig durchmassieren. Rollen Sie bis zum Knieansatz. Das erfordert ein wenig Übung. Aber keine Sorge, das haben Sie schnell raus. Eine Minute. Bleiben Sie direkt auf der Rolle liegen, drehen Sie sich nur auf eine Seite.
Übung 2: Sie liegen jetzt seitlich, die Rolle befindet unter Ihrem seitlichen Oberschenkel. Stützen Sie sich auf einem Ellenbogen ab und schieben Sie sich hoch und runter. Man kann das jetzt noch erschweren, indem man das oben liegende Bein abhebt und somit den Druck auf die Rolle verstärkt. Das ist aber nur zu empfehlen, wenn Sie schon rollen- und trainingserfahren sind oder einfach neugierig sind, denn es ist nicht angenehm. Eine Minute.
Übung 3: Wechseln Sie auf die andere Seite und machen Sie das Gleiche wie in Übung 2. Sie können ein wenig ausprobieren, wie Sie den Druck auf der Seite verteilen und wie es für Sie am angenehmsten ist. Machen Sie es so, dass es Ihnen etwas bringt! Eine Minute auf der Seite rollen, dann ablegen.
Übung 4: Setzen Sie sich auf die Rolle. Stützen Sie sich mit den Händen hinten ab und rollen Sie zügig vor und zurück. Schieben Sie sich über die Rolle, vom Po bis in die Kniekehle. Verlagern Sie auch hier das Gewicht mal nach rechts und mal nach links. Eine Minute auf den hinteren Oberschenkeln rollen.
Übung 5: Legen Sie sich wieder auf die Seite. Nehmen Sie das obere Bein im rechten Winkel raus. Legen Sie die Rolle darunter. Stützen Sie sich mit den Händen vom Boden ab und rollen Sie sich mit dem Innenschenkel über die Rolle, vom Knie bis zum Oberschenkelansatz. Sie können den Druck mit der Hüfte auf die Rolle erhöhen. Das sollten Sie auch, denn das Gewebe im Innenschenkel kann mehr ab, als Sie denken. Deshalb versuchen Sie ruhig, so viel Druck wie möglich auf diese Stellen zu geben. Gerade hier hat Cellulite eine Chance, da wir so schlecht an diese Partie rankommen. Eine Minute auf der einen Seite, eine Minute auf der anderen Seite.
Danach aufstehen, auslockern und das Gefühl in den Beinen spüren. Wahrnehmen. Schauen Sie, wie sich das anfühlt. Die Beine sollten leicht sein, aber es sollte ein schönes Spannungsgefühl unter der Haut herrschen.

Übung 1

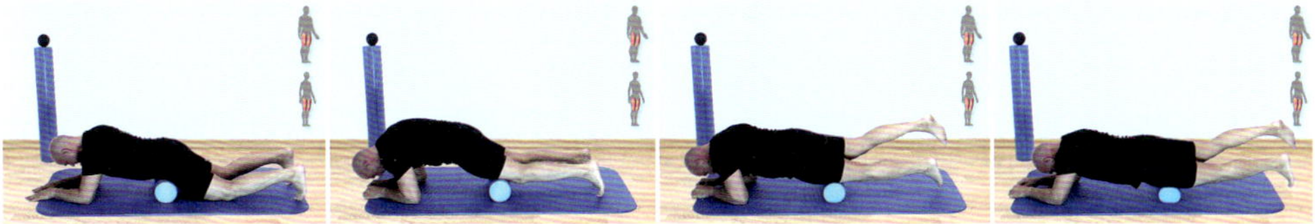

Übung 2 und 3

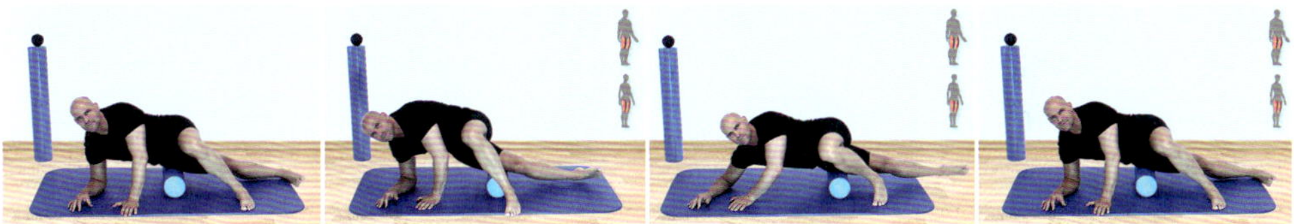

Übung 4

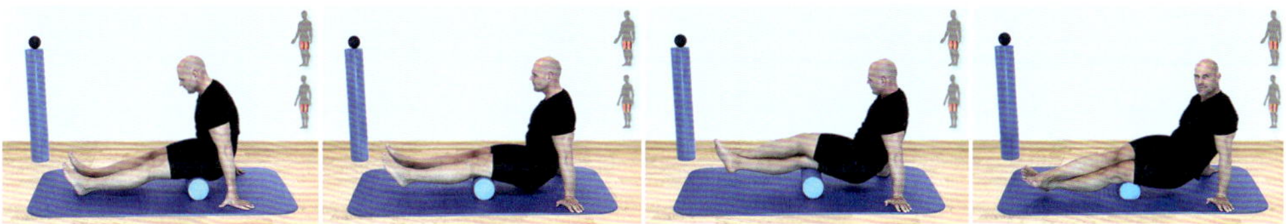

Übung 5

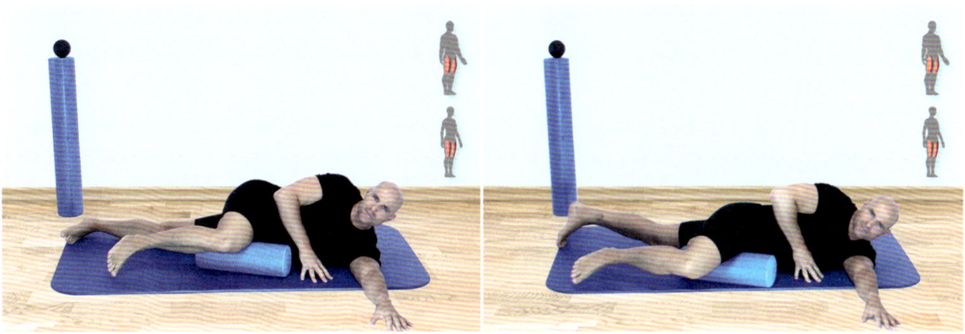

Woche 4, Tag 4: Hüfte und Po

Kommen wir zum Po. Sind Sie an einem straffen Po interessiert, dann sollten Sie die nächsten Minuten unbedingt in Ihr wöchentliches Training einbauen. Es hilft wirklich! Und übrigens: Nicht nur Frauen wollen einen knackigen Po haben, auch Männer. Nur reden Männer nicht so offen darüber und würden das auch nie ihrem Kumpel erzählen, aber insgeheim möchten auch die meisten Männer einen festen straffen Po. Bloß wollen sie nicht in Bauch-Beine-Po-Kurse gehen, weil sie das für uncool halten. Deshalb machen wir jetzt Knack-Po-Faszien-Rollen. Die können Sie unbeobachtet zuhause machen und so den gewünschten Knack-Po bekommen!

Übung 1: Setzen Sie sich auf die Rolle. Fester Druck mit dem ganzen Gewicht auf den Po und auf die Rolle! Sie können ein Bein über das andere legen, dann wird es noch intensiver. Stützen Sie sich mit den Händen ab und rollen Sie kurz und heftig vor und zurück. Spüren Sie das Gewebe im Po, spüren Sie Ihre Pomuskeln. Eine Minute auf dem ganzen Po rollen. Nicht lösen, bleiben Sie sitzen.

Übung 2: Belasten Sie jetzt nur die linke Pobacke. Verlagern Sie Ihr Gewicht und rollen Sie seitlich vor und zurück. Kurze, intensive Bewegungen. Eine Minute lang.

Übung 3: Wechseln Sie auf die rechte Pobacke und rollen Sie dort eine Minute lang mit vollem Körpergewicht. Kommen Sie zum Schluss noch mal auf beide Pobacken und rollen Sie langsam ein wenig aus.

Übung 4: Legen Sie sich auf den Bauch und legen Sie die Rolle unter beide Hüften. Deshalb empfehle ich eine Yoga-Rolle, die ist in der Regel breiter als die Faszien-Rolle. Damit kann man direkt beide Seiten prima trainieren. Stützen Sie sich auf den Ellenbogen ab. Sind Sie fortgeschritten, dann stützen Sie sich auf den Händen ab. Drücken Sie die Hüften fest auf die Rolle und rollen Sie sich zügig vor und zurück. Nur über den Bereich der Hüften. Verlagern Sie auch hier das Gewicht von einer zur anderen Seite. Sie können auch hier den Druck immer erhöhen, wenn Sie ein Bein vom Boden lösen und nach oben nehmen. Probieren Sie es aus. Kurze, intensive Rollbewegungen über die Hüfte und den Hüftbeuger. Anschließend in den Stand kommen und auslockern. Kleine Sprünge in die Luft machen Luft und locker. Genießen Sie das Gefühl in Ihrer Körpermitte. Spüren Sie einfach mal in Ruhe nach. Eine Minute ist da schnell vorbei. Nehmen Sie sich die Zeit.

Muskelkater?
Denken Sie an die wichtigen Bausteine Eiweiß und Wasser. Mit diesen Bausteinen geht der Muskelkater schneller weg und das Gewebe wird schneller stärker und straffer.

Übung 1

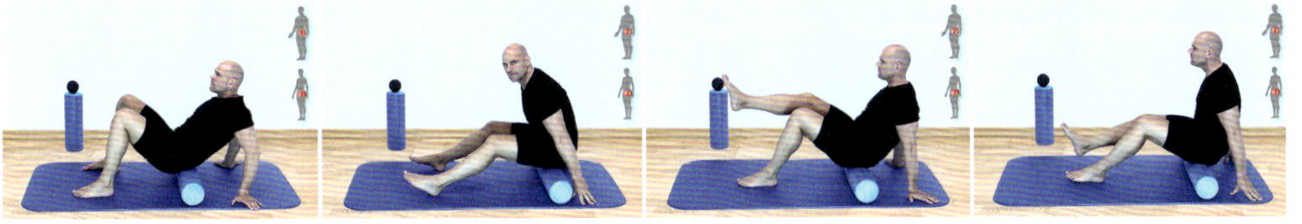

Übung 2 und 3

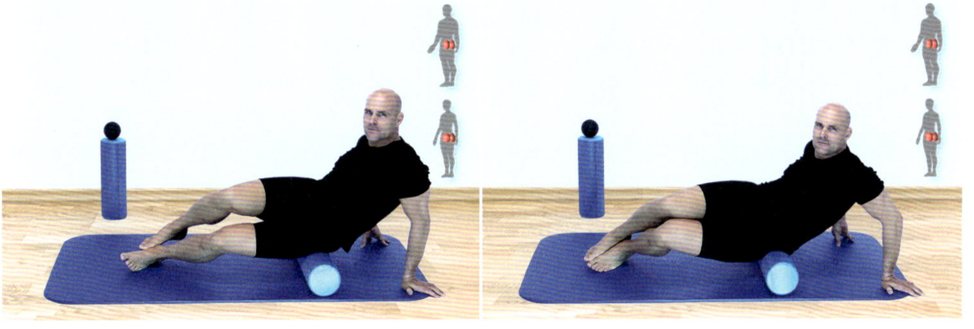

Übung 4

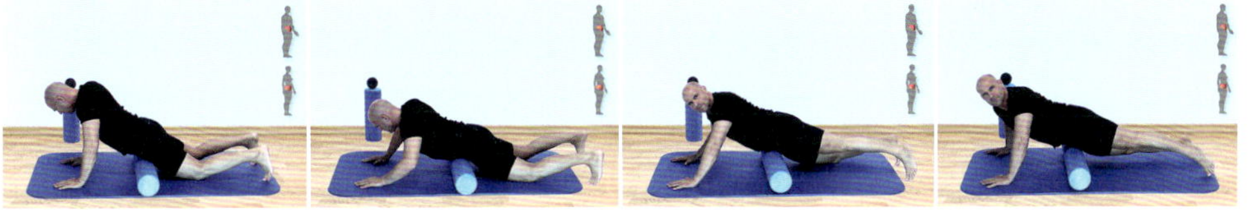

Woche 4, Tag 5: Lendenwirbelsäule und Bauch

Eine wichtige Info vorab: Bitte achten Sie extrem auf Ihre Atmung. Im Video weise ich permanent darauf hin, weil ich weiß, dass man aufhört zu atmen und es einem schwindlig wird, sobald man darauf achtet. Nehmen Sie das bitte ernst und achten Sie bei den nächsten Übungen auf eine ruhige und tiefe Atmung, auch wenn es Ihnen schwerfällt. Warum ist das so? Wir werden jetzt in die Tiefen- oder Skelettmuskulatur gehen und diese mit statischen Halteübungen fordern. Da wir das im normalen Leben nicht gewohnt sind, ist es sehr anstrengend für jeden von uns. Da vergessen wir vor lauter Anstrengung schon mal das Atmen. Also achten Sie bitte auf Ihre Atmung!

Übung 1: Aktivieren wir mit der Rolle den unteren Rücken und die hintere Taille. Legen Sie sich auf den Rücken und legen Sie die Rolle unter den Lendenwirbelsäulenbereich. Stützen Sie sich auf den Ellenbogen ab und rollen Sie zügig vor und zurück. Verlagern Sie das Gewicht von einer auf die andere Seite. Wenn Sie es jetzt gern ein bisschen schwerer haben möchten, dann heben Sie einfach ein Bein in die Luft. Dadurch wird der Druck auf die Rolle automatisch vergrößert. Eine Minute.

Übung 2: Achten Sie auf Ihre Atmung. Kommen Sie in den Stand. Stellen Sie sich breit auf, mehr als schulterbreit. Stehen Sie stabil, Hüfte und Becken bleiben während der Übung gerade und fest stehen. Nehmen Sie beide Hände an den Körper und neigen Sie sich von rechts nach links und gehen dabei nicht ins Hohlkreuz und nicht in einen Buckel. Einfach zur Seite neigen. Gehen Sie jeweils mit der Hand bis runter zum Knie. Wiederholen Sie das in einem moderaten Tempo 10- bis 15-mal. Bleiben Sie mit der rechten Hand am rechten Knie. Nehmen Sie nun die linke Hand über den Kopf und schieben Sie den gesamten Oberkörper weiter nach rechts. Machen Sie sich rund nach rechts. Schieben Sie sich immer weiter nach rechts, nur lassen Sie bitte die Hüfte und das Becken die ganze Zeit stehen. Wenn Sie im Endpunkt angekommen sind, atmen Sie und wippen mit dem Oberkörper weiter in diese Spannung hinein. Lassen Sie sich Zeit und konzentrieren Sie sich auf die Atmung. Wippen Sie immer weiter. Eine Minute. Kommen Sie dann langsam aus dieser Dehnung heraus, nehmen Sie den Arm wieder runter und lockern sich ganz leicht aus. Tief durchatmen. Leichtes Ausschütteln.

Übung 3: Wir machen das Gleiche auf der anderen Seite, links. Schieben Sie die linke Hand ans Knie und darüber hinaus, wenn Sie können. Schieben Sie, soweit Sie können, und wenn Sie am Endpunkt angekommen sind, nehmen Sie die rechte Hand über den Kopf nach links und schieben noch mal ein bisschen nach. Fangen Sie dann an, nach links und unten zu wippen und diese Dehnung stärker zu machen. Nach einer Minute kommen Sie ganz langsam aus dieser Spannung heraus und lockern sich ganz leicht durch.

Übung 1

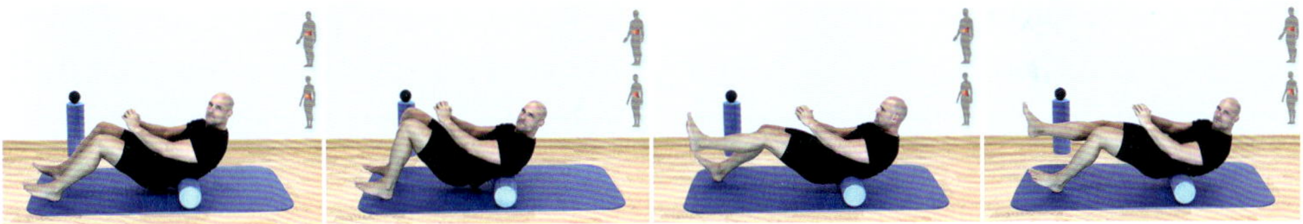

Übung 2 und 3

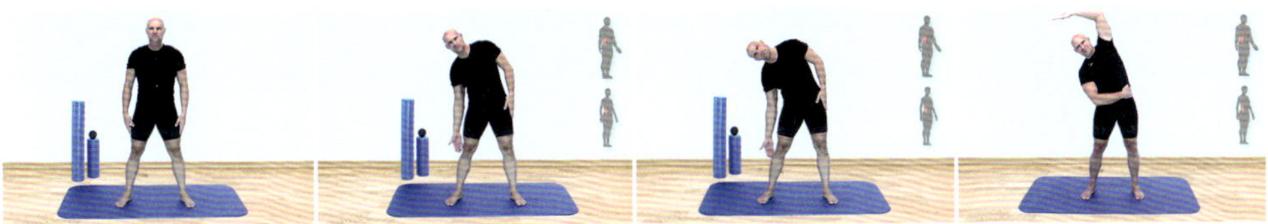

Übung 4: Vertrauen Sie mir bei dieser Übung bitte. Ich weiß, es wird ungewohnt und es fühlt sich komisch an, aber versuchen Sie es trotzdem und machen Sie es bitte konzentriert. Sie stehen immer noch stabil und schulterbreit. Nehmen Sie beide Arme hinter Ihren Rücken und nehmen Sie die Unterarme gegenseitig in die Hände, so dass Sie sie wie einen Balken im unteren Rücken spüren, der durch Ihre Arme gebildet wird. Halten Sie die Arme gut fest und drücken Sie die Arme an den Körper. Drücken Sie nun die Beine durch. Schieben Sie den Po nach vorne. Lehnen Sie sich nach hinten. Ja, nach hinten. Und ja, Sie gehen nun ins Hohlkreuz. Ab jetzt bitte auf die Atmung achten und langsam immer weiter nach hinten lehnen, als würden Sie sich rückwärts über einen Balken lehnen. Wenn Sie in Ihrer maximalen Position angekommen sind, lösen Sie die Arme nach unten. Das Kinn nehmen Sie auf die Brust. Die Hände und Arme zeigen nun in Richtung Fersen. Sie stehen wie ein Bogen auf beiden Füßen und es ist anstrengend. Atmen Sie bitte ruhig. Möchten Sie es noch schwerer, dann nehmen Sie nun die Arme Richtung Decke und ziehen die Arme an den Ohren vorbei. Das ist extrem schwer und erfordert starke Konzentration und viel Gefühl. Nach einer Minute kommen Sie wieder langsam aus der Übung und lassen sich Zeit.

Leichtes Hüftkreisen und ganz lockeres Bewegen. Das ist im ersten Moment unangenehm und ungewohnt, aber das wird gleich durch ein tolles freies Gefühl ersetzt. Gehen Sie ein paar Schritte und spüren Sie die Veränderung. Einfach herrlich. Ich kann Ihnen immer wieder nur empfehlen, sich kurz zu „erden" und einfach zu spüren. Eine Minute auf der Stelle stehen, und Sie werden sehen, wie herrlich das ist.

Übung 4

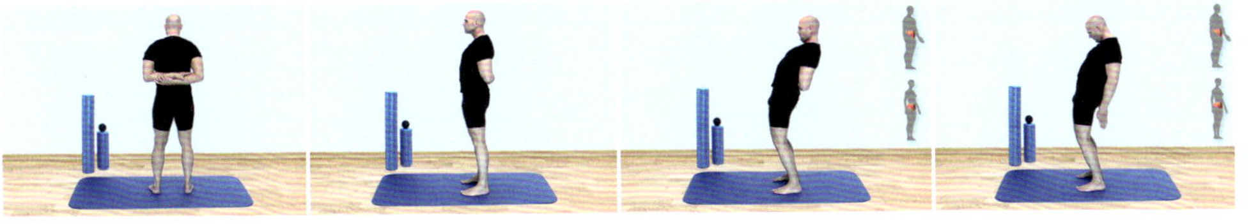

Die Bandscheiben

Ich habe anfangs diese Übung gehasst, weil das Ins-Hohlkreuz-Gehen so oft verteufelt wird. Das hat aber keinen medizinischen Grund, denn die Wirbelsäule ist ja in der Lage, sich ohne Probleme so zu „verbiegen" und zu „verwinden". Wir haben ihr das nur abgewöhnt. Von sich aus kann sie es, und wir sollten es wieder aktivieren. Denn wenn man das konzentriert übt und trainiert, dann hat das viele tolle Effekte. Das möchte ich Ihnen jetzt im Nachgang etwas ausführlicher darstellen.

Was haben wir heute gemacht? Das war sehr ungewohnt und sehr unangenehm. Gerade, wenn man das so noch nie gemacht hat. Wir haben die Wirbelsäule aufgefächert. Wir haben sie seitwärts und vorwärts aufgefächert. Das bedeutet, wir haben den Bandscheiben Platz verschafft, damit sie sich wieder ausbreiten konnten. Dadurch, dass wir vor dem Training viel getrunken haben (ich hoffe jedenfalls, dass Sie das getan haben!), stand den Bandscheiben auch Flüssigkeit zur Verfügung, um sich wieder vollzusaugen und ihre Elastizität zu erlangen.

Dazu müssen oder sollten Sie wissen, dass die Bandscheibe eine gummiartige Scheibe ist. Sie besteht aus einem Faserring außen und einem weichen Gallertkern innen. Sie setzt sich zu 90 Prozent aus Wasser zusammen. Das heißt, wenn sie Flüssigkeit verliert, dann wird sie porös und spröde. Das geschieht durch mangelnde Bewegung, fehlende Flüssigkeit und einseitige Belastungen, und schon ist der Bandscheibenvorfall vorprogrammiert. Jetzt könnten Sie denken: „Na gut, dann trinke ich halt viel, dann bekommen die genug Flüssigkeit und werden nicht spröde." So einfach ist es leider nicht.

Frage: Haben Sie schon mal einen trockenen Schwamm in ein Becken voller Wasser geworfen? Bestimmt! Und was macht ein solcher Schwamm dann? Saugt er sich voll und geht unter? Nein, er bleibt auf der Wasseroberfläche, er schwimmt. Warum? Weil er trocken und porös ist und dadurch keine Flüssigkeit aufnimmt. So ist das auch mit Ihrer Bandscheibe!

Wie bringen wir nun das Wasser in den Schwamm? Nehmen Sie ihn in die Hand, tauchen Sie ihn ins Wasser und drücken Sie ihn zusammen, dann saugt er sich voll. Und genau das haben wir eben bei den Übungen gemacht. Wir haben vorher viel getrunken, dann haben wir uns in eine maximale Dehnung begeben und den Bandscheiben Platz verschafft. Durch das Wippen haben wir die Bandscheiben auf einer Seite leicht gedrückt und somit die Flüssigkeit reingepumpt. Auch wenn Sie es nicht direkt gemerkt haben, wir haben bei den Übungen eben durch das Überstrecken und Wippen Ihre Bandscheiben mit

Wasser vollgepumpt. Und ich wette, im ersten Moment haben Sie gedacht, wir schaden Ihrem Rücken, weil es so unangenehm und ungewohnt war. Nein, Sie haben Ihrem Rücken gerade etwas ganz Gutes getan.

Ich sagte es schön öfter: Vertrauen Sie mir, ich weiß, was ich tue und wovon ich rede. Ich würde nie etwas tun, was Ihnen schadet! Ich hoffe, Sie haben auch gemerkt, dass wir hier keine hektischen Bewegungen gemacht haben, denn das sollte man hier vermeiden. Im Übungsvideo mache ich auch keine Scherze, sondern bin selbst hochkonzentriert, denn diese Übung ist einfach wichtig.

Heute leide ich weder unter Rückenschmerzen noch Nackenverspannungen oder Schmerzen trotz meiner drei Bandscheibenvorfälle. Ja, ich hatte drei Bandscheibenvorfälle. Wieso? Ganz einfach. Ich hatte auch ein Leben vor dem „Wissen“! Und ich habe in meiner aktiven Leistungssportzeit auch sehr viel falsch gemacht. Das ist zwanzig Jahre her. Mit meinem Wissen von heute würde ich diese Fehler nie wieder machen. Heute weiß ich, worüber ich rede, wenn ich über unsagbare Schmerzen und Probleme spreche. Ich bin sehr weit weg von einer versteiften Wirbelsäule oder Inaktivität, denn mein Körper signalisiert mir schon sehr deutlich, wenn ich „faul“ werde. Das akzeptiert er nicht, und ich finde, das ist auch gut so. Heute bin ich froh, dass ich dieses Wissen habe und es mit Ihnen teilen kann.

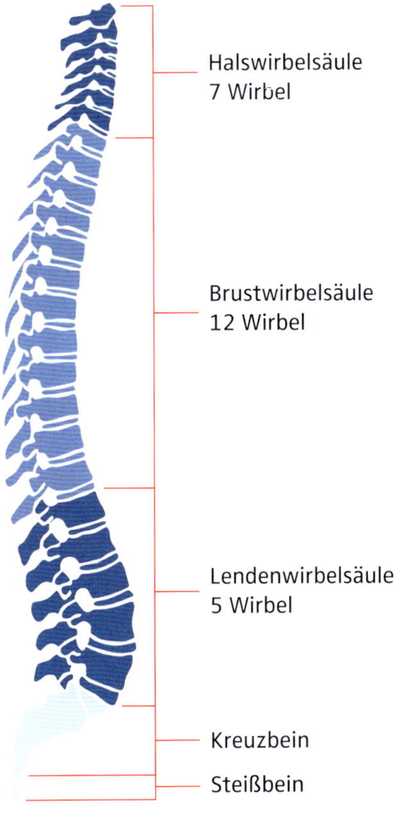

Der Aufbau der menschlichen Wirbelsäule

Woche 4, Tag 6: Hals und Nacken

Wenn Sie den gestrigen Tag das erste Mal mitgemacht haben, dann haben Sie wahrscheinlich ein komisches Gefühl im Rücken, oder? Einmal in der Woche die Bandscheiben richtig fluten, dann ist der Rücken in vier Wochen wie neu. Probieren Sie es aus! Ich spreche aus Erfahrung. Aber nun geht's erst mal wieder zum Bereich Hals und Nacken. Wie Sie schon wissen: Mit dieser Region muss man extrem vorsichtig umgehen! Spüren Sie genau, ab wann es zu viel wird, und machen Sie lieber weniger.

Übung 1: Stellen Sie sich locker hin. Lassen Sie die Schultern eine Minute locker kreisen. Gleichzeitig, abwechselnd, gegenläufig. Einfach kreisen und durchmobilisieren.

Übung 2: Sie stehen im stabilen Stand. Schulter locker hängen lassen. Sie drehen den Kopf nach rechts und bringen das Kinn über die rechte Schulter, zumindest versuchen Sie es. Drehen Sie den Kopf so weit Sie können. Wenn Sie in der Endposition angekommen sind, nehmen Sie den linken Zeige- und Mittelfinger und drücken an die linke Unterkieferseite und drücken den Kopf ein bisschen weiter nach rechts, als wollten Sie helfen, die Übung zu verstärken. Drücken Sie mit den Fingern langsam in die Dehnung. Halten Sie nun mal dagegen. Wippen Sie nun mit den Fingern in die Dehnung hinein, 10- bis 15-mal. Anschließend schieben Sie noch mal den Kiefer weiter und bauen nun einen Druck zwischen Kinn und Fingern auf. Halten Sie dagegen. Drücken Sie kräftig, aber vorsichtig, und erzeugen Sie weiteren Druck. Nach ca. 20 Sekunden lösen Sie den Druck und schieben mit den Fingern wieder in die maximale Spannung. Sie sollten jetzt wesentlich weiter kommen. Lösen Sie nun die Finger und kommen Sie mit dem Kinn langsam wieder in die Mitte. Schütteln Sie mal den Kopf leicht. Merken Sie den Unterschied zwischen rechts und links?

Übung 3: Die andere Seite: Den Kopf nach links drehen, die rechte Hand ans Kinn. Erst in die Dehnung gehen, dann mit den Fingern die Dehnung verstärken. Gegendrücken und halten, wippen und dann noch mal gegendrücken und zum Schluss noch mal nachschieben und entspannen. Dann haben wir Ihre Halswirbelsäule schön locker gemacht und alle Faszien gelöst – und alles ohne Hilfsmittel!

Übung 4: Sie stehen stabil. Ziehen Sie die Schultern zu den Ohren. Richtig kräftig hoch, bis es nicht mehr weiter geht. Dann kurz halten! 21 ... 22 ... und schlagartig fallen lassen. Wiederholen Sie das 10- bis 20-mal und wenn es Ihnen guttut auch gern öfter. Das macht das gesamte Bindegewebe und alle Faszien im Hals-Nacken-Bereich locker und weich. Hochziehen und fallen lassen, hochziehen, fallen lassen. Fertig. Lockern Sie sich aus, leichtes Schulterkreisen.

Übung 2 und 3

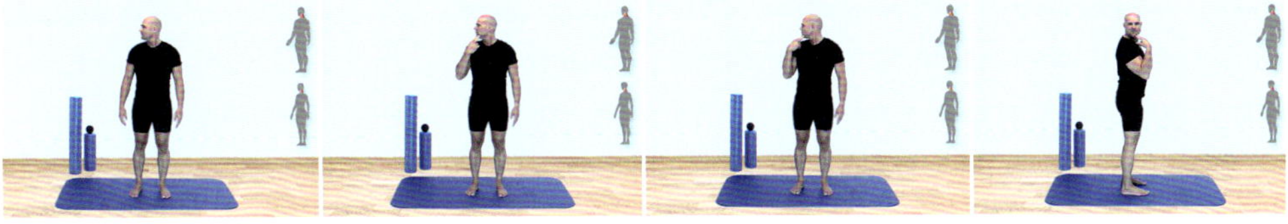

Übung 4

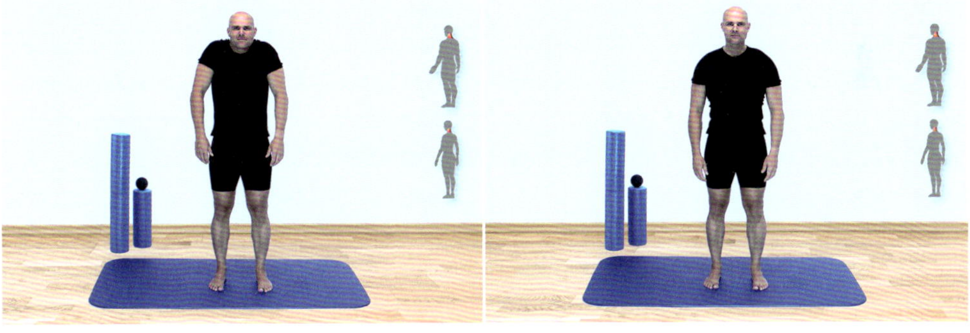

Woche 4, Tag 7: Arme, Ellenbogen und Hand

Sie haben es gleich geschafft! Die letzten 5 Minuten starten gleich. Und dann hoffe ich, dass Sie noch mal in Ihre Schmerzskala schauen und die Funktionstests nochmal machen und schauen, wie Sie sich verbessert haben. Da bin ich wirklich sehr gespannt und ich denke, Sie auch.

Aber vorher machen wir noch etwas für Ihre Hände und Arme. Sie können mir glauben, ich habe diese Übungen häufiger gemacht, als Sie sich vorstellen können. Da ich noch zu den Autoren gehöre, die selbst tippen und schreiben, können Sie sich vorstellen, wie die Hände und Finger sich nach einem Tag Tippen anfühlen. Deshalb kann ich Ihnen sagen, die folgenden Übungen sind bestens für den Alltag geeignet, gerade wenn Sie viel im Büro oder im Auto sitzen.

Übung 1: Stehen oder sitzend. Legen Sie alle Fingerspitzen der rechten Hand an die der linken Hand. Spreizen Sie die Hände auf. Bilden Sie die „Merkel-Raute", falls Ihnen das etwas sagt. Die heißt so, weil Angela Merkel ihre Finger bei Reden immer so hält. Drücken Sie jetzt wippend die Finger zusammen. Wippen Sie Ihre Fingerspitzen kräftig aneinander. Kleine Übung, große Wirkung. Eine Minute kräftig wippen, danach lösen und auslockern.

Übung 2: Bringen Sie die Finger wieder in die besagte Raute. Pressen Sie die Fingerspitzen fest zusammen. Drehen Sie nun die Finger zum Körper und vom Körper weg nach unten, und das im schnellen Wechsel. Zum Körper drehen und vom Körper weg drehen, und das mit Druck gegen die Fingerspitzen. Eine Minute. Danach lösen und auslockern.

Übung 3: Kommen Sie in den Vierfüßlerstand. Legen Sie die Handrücken auf den Boden, die Finger zeigen dabei nach hinten zu den Knien. Strecken Sie die Arme durch, so weit Sie können. Gehen Sie nun langsam nach hinten, als wollten Sie sich auf Ihre Fersen setzen, und lassen Sie die Hände auf dem Boden und die Arme gestreckt. Wippen Sie nach hinten. Eine Minute strammes Wippen. Langsam aus der Übung kommen und auslockern.

Übung 1

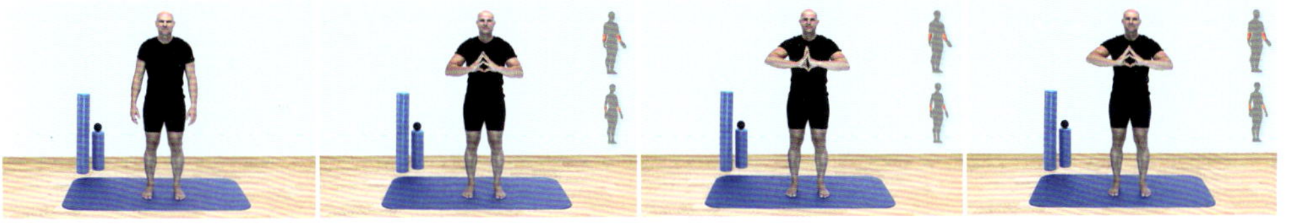

Übung 2

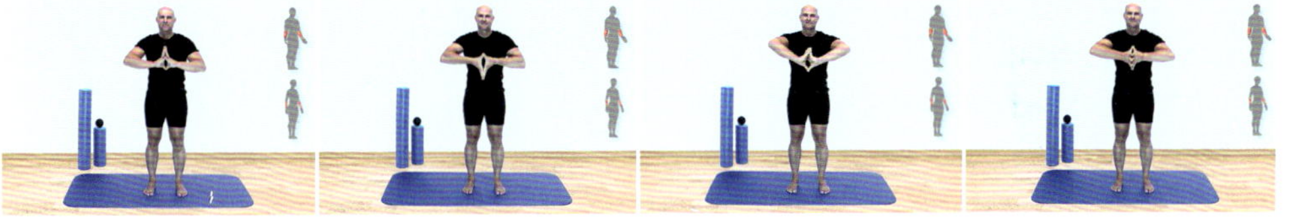

Übung 3

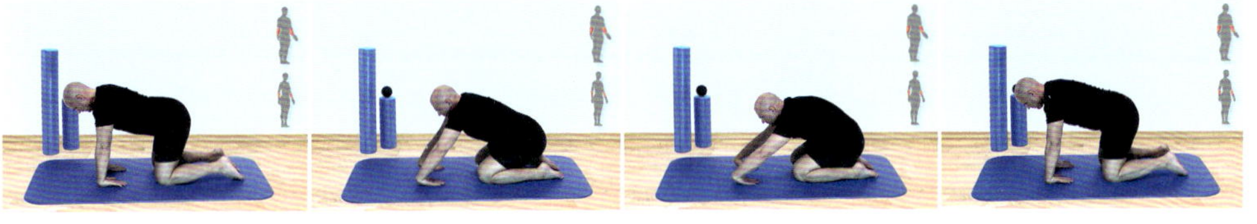

Übung 4: Sie bleiben im Vierfüßlerstand. Stellen Sie die Hände auf den Handflächen auf, die Finger zeigen alle nach hinten zu den Knien. Gehen Sie nun mit ausgestreckten Armen nach hinten und lassen Sie die Hände und die Finger komplett auf dem Boden stehen. Wippen Sie in der maximalen Spannung. Kommen Sie nach einer Minute wieder langsam aus der Spannung und schütteln und lockern Sie die Hände aus.

Übung 5: Sie können im Kniesitz bleiben oder auch aufstehen. Breiten Sie die Arme weit zur Seite aus. Strecken Sie die Arme und die Finger ganz weit weg, so weit Sie können. Schieben Sie die ausgestreckten Arme ganz weit nach hinten und pressen Sie hinten die Schulterblätter zusammen. Wippen Sie in die Spannung und spreizen Sie die Finger auf. Ganz weit. In der maximalen Spannung halten Sie und drehen dann die gespreizten Hände vor und zurück. Immer bis zum Anschlag. Bis Sie nicht mehr weiterkommen. Nach einer Minute lösen Sie und lockern sich aus. Schütteln Sie sich und lassen Sie die Schultern kreisen. Ganz locker. Kommen Sie in den lockeren Stand und fühlen Sie, wie es Ihnen geht.

Geschafft! Unglaublich, wir haben nun vier Wochen miteinander verbracht, zusammen geschwitzt und gelitten und hoffentlich auch gelacht. Danke, dass Sie das mitgemacht haben! Ich bin auf Ihre Rückmeldung schon sehr gespannt. Wenn Sie mögen, schreiben Sie mir, wie es Ihnen ergangen ist!

Zum Abschluss der vier Wochen

Im Online-Coaching finden Sie heute das letzte Info-Video zum Thema Faszien und Bindegewebe. Ich hoffe, Ihnen haben diese ersten Informationen über diese Themen gefallen. Heute zum Abschluss fasse ich noch mal alles Wissenswertes im Video zusammen. Ich wünsche Ihnen viel Spaß beim Schauen, und vielleicht trinken Sie dabei ja ein Glas Wasser!

Übung 4

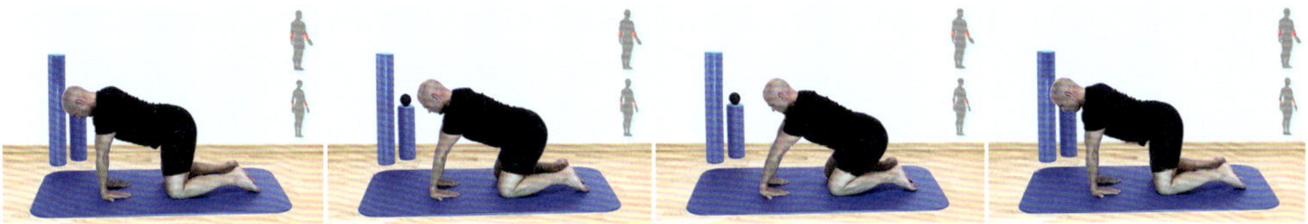

Übung 5

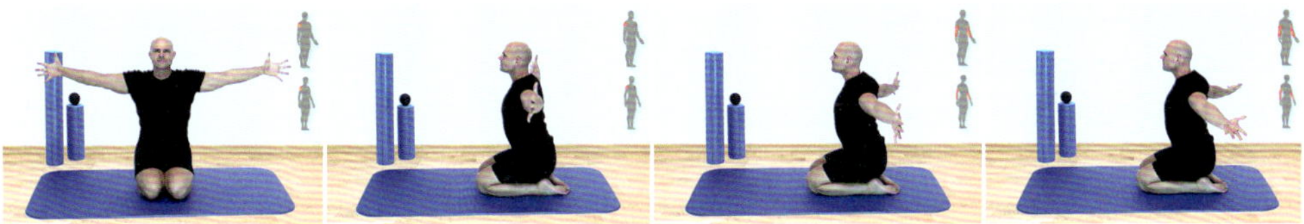

Geschafft! Aber jetzt geht's erst richtig los!

Egal ob Sie das Buch wegen dem Online-Coaching gekauft haben oder noch gar nicht so richtig realisiert haben, was das Online-Coaching an Zusatznutzen für Sie bedeuten kann: Falls Sie sich noch nicht mit Ihrem PC, Laptop oder Tablet im Internet auf www.give-me-five.tv zu meinem kostenlosen Coaching angemeldet haben, dann tun Sie es am besten gleich jetzt.

Der Online-Coaching-Mehrwert

Das Online-Coaching ist viel mehr als nur eine Sammlung von Übungsvideos. Es ist ein Informationsportal zu den Themen Gesundheit, Ernährung, Stressabbau und Fitness. Ich biete Ihnen hier kostenlose Beratungen durch mich und mein Team von Spezialisten und Experten an. Das alles ist in dem Buch mitinbegriffen. Sie haben Zugriff auf über 4000 Videos und können sich informieren, Sport treiben, lesen oder einfach nur schauen, was andere machen und sich mit anderen Teilnehmern und Lesern austauschen. Ich empfehle Ihnen, sich einen Moment Zeit für dieses Portal zu nehmen, denn es enthält so viele tolle Dinge. Es kann Ihnen den Weg sehr vereinfachen.

Registrieren Sie sich, und wenn Sie durch den einfachen Registrierungsprozess durch sind, biete ich Ihnen die Möglichkeit, das Übungsprogramm mit oder ohne Ernährungsplanung zu machen. Ich empfehle Ihnen „mit“ zu wählen, da Sie dann täglich leckere Rezepte und Essen-

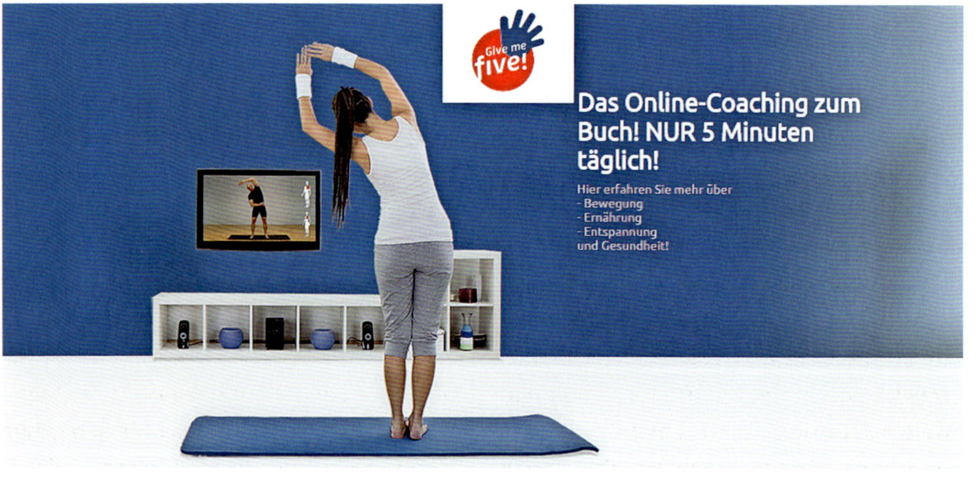
Give me five!
Das Online-Coaching zum Buch! NUR 5 Minuten täglich!
Hier erfahren Sie mehr über
- Bewegung
- Ernährung
- Entspannung
und Gesundheit!

vorschläge erhalten. Und Sie können sich sicherlich schon denken, dass die sehr eiweißreich ausfallen – und das ist auch gut so, wie wir ja mittlerweile wissen. Die Rezepte und Essenvorschläge können Ihnen als Anregung dienen oder als tatsächliche Vorlagen zum Nachkochen. Es gibt auch die dazugehörige Einkaufsliste, die Sie sich bequem per E-Mail aufs Handy schicken lassen können.

Schauen Sie rein und überzeugen Sie sich. Sie haben zu den täglichen 5-Minuten-Videos noch die Möglichkeiten, an Live-Kursen teilzunehmen oder sich einen Kurs aus über 60 verschiedenen Kursarten auszusuchen. Es ist für jeden Geschmack etwas dabei, und ich könnte mir denken, wenn Sie mal den einen oder anderen Kurs zusätzlich gemacht haben, werden Sie nicht mehr darauf verzichten wollen.

Meine Kursempfehlung für Sie: Ganzkörpermobilisation mit mir und anschließend einen Stretching-Kurs. Das biete ich Ihnen sonntags live an. Das ist eine absolute Besonderheit meines Online-Portals: Wir senden live zu Ihnen nach Hause, und das täglich. Sollten Sie es schaffen, sich den Sonntag so einzurichten, dass wir zusammen ab 11 Uhr bewegt in den Tag starten können, dann haben wir unser Ziel erreicht. Die Sonntagskurse lohnen sich in zweierlei Hinsicht. Es sind nicht nur Bewegungskurse, sondern ich erkläre Ihnen sehr viel über die ganzen Zusammenhänge des Bewegungsapparates. Anschauen und gleich mitmachen! Lassen Sie sich von mir überzeugen, dass Bewegung der Schlüssel für alles ist und Wasser die beste Medizin darstellt.

Wie bin ich eigentlich darauf gekommen, ein Online-Coaching zu gestalten? Ganz einfach, die Idee hatte ich 2007. Damals lachten mich alle aus, wenn ich davon redete, die Menschen direkt über ihre Handys oder PCs zu bewegen. Mein Ansinnen war: Wenn der Mensch nicht zur Bewegung geht, dann bringe ich die Bewegung eben zu ihm nach Hause. Gesagt, getan. Und heute empfinde nicht nur ich es als einen riesigen Luxus, sich den Trainer jederzeit nach Hause holen zu können und etwas für sich zu tun! So viele Teilnehmer bestätigen mir, dass es einfach herrlich ist, wenn man orts- und zeitunabhängig und trotzdem unter Anleitung etwas für sich tun kann. Gerade dann, wenn es in den eigenen Tag passt!

Deshalb hoffe ich, dass Sie den Nutzen des Online-Coachings auch erkennen und nach den vier Wochen weiter dranbleiben. Ich habe es ja schon mehrfach geschrieben, für mich ist dieses Buch erst der Anfang einer Reise zu mehr Gesundheit und Wohlbefinden. Das gilt auch für die Menschen, die schon immer viel für sich getan haben. Selbst die werden mein Online-

Coaching zu schätzen lernen. Da bin ich mir sehr sicher, denn es bietet einfach so viele tolle Vorteile.

Sollten Sie das selbst schon festgestellt haben und das Online-Coaching bereits aktiviert und auch schon mit mir trainiert haben, dann habe ich jetzt aber noch etwas für Sie! Ich schenke Ihnen noch eine kostenlose App. Mit dieser können Sie die Übungen überall machen, wo Sie gerade sind. Sie können sich die Informationsvideos anschauen, wo und wann es Ihnen am besten passt. Mehr Luxus geht eigentlich nicht.

Laden Sie sich die App einfach im Apple-App-Store oder im Google-Playstore runter und aktivieren Sie mit dem Code „faszien2016" die kostenlose Nutzung. Die App führt Sie ganz automatisch durch das Training und ermöglicht Ihnen, überall Videos zu schauen, sich zu informieren und zu trainieren. Das Tolle ist, dass Sie mit der App auch Zugriff auf die Videos und Übungen meines Rückenbuches haben. Also sozusagen 2 in 1! Sie haben aber nicht nur mit der App die Möglichkeit, „Das 5-Minuten-Rückentraining" zu nutzen, sondern auch im Online-Portal. Dort stehen Ihnen auch beide Programme kostenlos zur Verfügung.

Beides, die App und das Online-Portal, funktionieren unabhängig voneinander. Sie können entweder nur eines oder auch beides gleichzeitig nutzen. Probieren Sie es einfach aus und nutzen Sie das, was Ihnen am ehesten liegt. Sie können über beide Medien mit mir in Kontakt bleiben – das liegt mir sehr am Herzen.

Keine Angst vor Fehlern!

Ich möchte noch eine Besonderheit des Online-Portals hervorheben. Eine der meistgestellten Fragen, die man mich im Online-Training fragt, ist: „Was ist, wenn ich was falsch mache?"

Nichts ist dann. Sie können sich nicht schaden mit meinen Übungen oder Kursen. Wir machen alles so, dass Sie sich keine Verletzungen zufügen können. Das ist mir persönlich sehr wichtig. Die Übungen sind einfach und effektiv, leicht verständlich und leicht mitzumachen. Aber der Zweifel ist berechtigt, wenn man es selbst noch nicht ausprobiert hat. Aus diesem Grund biete ich Ihnen eine tolle Funktion in den Videos: Verfügt Ihr PC oder Laptop über eine Webcam, dann können Sie unsere Selbst-Kontroll-Funktion aktivieren. Damit haben Sie die Möglichkeit, sich selbst bei den Übungen zu kontrollieren und zu korrigieren, wenn mal etwas nicht ganz passt.

Aber nochmal: Wenn Sie die Übung nicht ganz korrekt machen, dann passiert Ihnen nichts, Sie haben einfach nur nicht den hundertprozentigen Effekt. Mehr nicht. Wesentlich ist, dass Sie keine Angst vor den Übungen haben und schon gar nicht vor dem Mitmachen. Machen Sie mit, machen Sie das, was geht, und was nicht geht, das lassen Sie weg. Machen Sie sich bewusst: Wenn Sie aktiv werden und bleiben, dann gehören Sie zu einer ganz kleinen Gruppe Menschen: Schauen Sie sich mal in Ihrem Bekanntenkreis um und fragen Sie mal, wer von Ihren Bekannten, Verwandten und Freunden tatsächlich aktiv ist. Permanent aktiv! Sie werden überrascht sein. Aber ich denke, Sie kennen die Antwort. Es sind nicht viele, und wenn Sie anders sind, dann ist das toll! Es muss kein Marathon sein – nur jeden Tag ein bisschen, und dann ist das doch schon richtig toll!

Wir sind am Ende. Naja, aber eigentlich stehen wir erst am Anfang! Jetzt ist es an der Zeit, der Wahrheit ins Gesicht zu blicken. Blättern Sie nach vorne, gehen Sie zu den Tests, machen Sie die Tests noch einmal und vergleichen Sie Ihre Ergebnisse von heute mit den Ergebnissen von vor vier Wochen. Schauen Sie in die Schmerzskala, und ich gehe jede Wette ein, wenn Sie nur ansatzweise das umgesetzt haben, was ich Ihnen empfohlen habe, und wenn Sie alle Übungen mitgemacht haben, dann haben wir eine erhebliche Verbesserung Ihres Wohlbefindens erreicht. Ja, glauben Sie es ruhig, es liegt am Training, am Essen und am vielen Wasser trinken! Es kann so einfach sein.

Schwerelos mit dem Trampolin

Wer sich in dem Online-Coaching-Portal ein wenig umschaut, wird feststellen, dass es dort über 60 verschiedene Kursarten gibt. Es ist für jeden etwas dabei. Vielleicht ist Ihnen da auch ein Kurs mit einem Mini-Trampolin aufgefallen. Das macht Spaß. Aber was es noch viel mehr tut, es aktiviert jede Ihrer Zellen. Ich arbeite nun seit über fünf Jahren mit diesen Geräten und ich liebe sie. Die Schwingung, die durch diese Geräte erzeugt wird, ist einzigartig! Auch das, was diese Schwingung bewirkt, ist einzigartig! Es gibt schätzungsweise 100 Billionen Zellen in unserem Körper, und jede Einzelne wird aktiviert. Und wohlgemerkt, ich rede hier nicht von Hüpfen auf dem Trampolin. Ich rede von einer sanften Schwingung. Dabei werden Ihre Füße völlig frei und richtig gut durchbewegt. Durch das Stehen auf dem „wackligen" Untergrund wird der Stand und die Gesamtstabilität des Körpers extrem gefördert und gestärkt.

Wenn Sie nach oben schwingen, kommen Sie irgendwann am „Wendepunkt" an: Das ist der Punkt, an dem Sie wieder nach unten fallen. Und genau an diesem Punkt sind Sie für einen klitzekleinen Moment schwerelos! In der Schwerelosigkeit dehnen der Körper und somit auch die Zellen sich aus. Treffen wir wieder auf der Matte auf und werden abgebremst, wirkt eine Negativ-Beschleunigungskraft (Bremskraft) und sorgt dafür, dass alle Zellen sich wieder zusammenziehen. Dieser Effekt sorgt dafür, dass „altes" Zellwasser aus den Zellen gepresst wird und „frisches" Zellwasser hineingezogen wird. Das setzt natürlich voraus, dass vorher ausreichend frisches Wasser hinzugefügt wurde. Für mich ist das Schwingen auf dem hochelastischen Mini-Trampolin das beste Bindegewebstraining, das es gibt. Alle Zellen erfahren einen einheitlichen und regen Austausch. Das Lymphsystem des Körpers wird extrem angeregt und sorgt für den Abtransport des „alten" Zellwassers und bringt das „neue, frische" Zellwasser an Ort und Stelle, wo es gebraucht wird.

In den Übungen dazu gibt es eine, bei der wir die Wirbelsäule auffächern und somit den Bandscheiben „Platz" verschaffen, um sich wieder auszudehnen und sich mit Flüssigkeit vollzusaugen. Diesen Schwamm-Effekt, wie ich ihn nenne, haben Sie beim Schwingen permanent: Ihre Bandscheiben werden während des Schwingens kontinuierlich mit Flüssigkeit durchtränkt. Probieren Sie es einfach mal aus. Sie werden sehen, es ist ein herrliches Gefühl und Sie fühlen sich danach wie neu.

Ein Hinweis: Das „Hüpfen" soll rücken- und gelenkschonend sein. Ein sanftes Schwingen ist aber nur auf hochelastischen Trampolinen mit Einzel-Seilringaufhängung möglich. Das Trampolin darf keine Stahlfedern haben. Informieren Sie sich im Internet oder im Fachhandel über geeignete Möglichkeiten und denken Sie daran: Mit Billiggeräten schaden Sie Ihren Knochen und Gelenken.

Und ganz zum Schluss …

Lesen Sie auch immer das letzte Kapitel zuerst? Dann lassen Sie es mich direkt loswerden: Dieses Buch stellt zum einen eine Gebrauchsanweisung für Ihren Körper dar, zum anderen ist es ein Reiseführer zu einer faszinierenden Reise in Ihren Körper. Sollte Sie das nun neugierig gemacht haben, dann wünsche ich Ihnen jetzt viel Spaß auf der Reise in Ihren Körper!

Sollten Sie das Buch von vorne angefangen haben, dann wünsche ich Ihnen, eine gute Reise gehabt zu haben und dabei viele tolle Sachen mit mir erlebt zu haben. Denn das war mein Ansinnen: Viele tolle Aha-Momente für Sie zu kreieren. Mir selbst ging es in den letzten Monaten und Jahren sehr oft genauso. Ich habe viele dieser Momente erlebt und erlebe sie auch heute noch, wenn ich die Übungen mache. Gerade wenn man so tief in ein Thema eintaucht und sich das ganze Gewirr aus Fachchinesisch anfängt aufzulösen. Dann erkennt man die gesamten Zusammenhänge. Dann kommen diese Aaahh!-Momente, bei denen man begreift, warum die Natur das so vorgesehen hat und dass der gute Sir Isaac Newton nicht nur Dynamik, Mechanik und Schwerkraft erklärt, sondern dass all das auch auf den Menschen zutrifft. Ist das nicht faszinierend? Ich finde schon!

Mein Wunsch ist, dass dieses Buch für Sie einen Anfang darstellt. Einen Anfang, für sich und Ihre Gesundheit die Verantwortung zu übernehmen. Für die eigene Zukunft. Eine tolle, gesunde, schmerzfreie und fitte Zukunft in die Hand zu nehmen! Man muss es selbst wollen und dann machen. Das Warum, Was und Wie kann ich Ihnen zeigen, aber tun, das müssen Sie selbst. Machen Sie sich bewusst, dass jeder Mensch für sich selbst ganz allein verantwortlich ist und immer das Beste für sich wollen sollte und auch tun.

Dieses Buch ist in meiner Vorstellung der Beginn einer tollen, nie enden wollenden Reise, bei der ich Ihr Begleiter sein darf, so lange Sie das möchten. Auf dieser Reise versorge ich Sie immer mit den aktuellsten Neuigkeiten und Nachrichten, Studien und Übungen und sorge dafür, dass Sie lange Spaß an der Bewegung und Ihrem Körper haben. Mein Team und ich versuchen immer, medizinisch, sportwissenschaftlich und fachlich auf dem neuesten Stand zu sein und dieses Wissen an Sie weiterzugeben.

Ich wollte Ihnen noch einen ehrlichen Satz von mir mit auf den Weg geben. Warum ehrlich? In der heutigen Zeit, in der jeder meint, er kann im Internet alles Mögliche erzählen und verkaufen, wird es immer schwerer, wirkliche Qualität und Nachhaltigkeit zu erkennen. Zu jeder Aussage findet man zwei Gegenaussagen. Jeder hat eine Meinung und glaubt, sie auch kundtun zu müssen. Ich bin für alles offen und bin auch dafür, dass jeder seine Meinung haben darf, aber eine Bitte: Hinterfragen Sie es. Vielleicht haben Sie schon herausgelesen, dass ich Ihnen immer empfehle, alles auszuprobieren, was ich schreibe. Warum? Weil ich will, dass Sie Ihre eigenen Erfahrungen machen und selbst urteilen können. Bilden Sie sich Ihre eigene Meinung! Alles, was ich Ihnen empfehle, ist transparent, nachvollziehbar und hoffentlich verständlich und einleuchtend. Aber noch viel wichtiger, ohne Nebenwirkungen! Alles, was Sie von mir lesen und mit mir machen, hat keinerlei Nebenwirkungen und führt zu keinen Schäden an und in Ihnen.

Dieser letzte ehrliche Satz, der mich seit über 20 Jahren prägt und mich nie losgelassen hat, lautet: „Es gibt keine Wunder, es gibt nur Training.“ Lassen Sie sich nicht einreden, dass ein Programm, ein Nahrungsmittel, ein Gerät, eine Übung, ein Mittelchen Sie fit, schlank, jung, intelligent oder, oder, oder … macht. Nein, es gibt nicht *das* Programm. Es gibt nicht *das* Mittel. Es gibt nur echtes Training und echte Ernährung, und für beides müssen Sie selbst sorgen! Niemand anderes außer Sie selbst. Es ist hart, aber wahr. Leider lassen wir Menschen uns, gerade wenn wir uns unwohl fühlen oder Schmerzen haben, gern bequatschen und einlullen und kaufen Dinge, von denen wir glauben, dass sie uns etwas bringen. Gehen Sie mal in sich und fragen Sie sich, wie viele solcher Dinge Sie schon gekauft haben, von denen Sie im Vorfeld eigentlich schon wussten, dass es Quatsch ist und am Ende auch Quatsch war. Selbst mir geht es so. Denn der Wunsch und die Hoffnung sind oft größer als der Verstand. Leider.

Eines weiß ich aber mit absoluter Sicherheit: Setzen Sie das um, was ich Ihnen hier geschrieben habe, nämlich reine Wissenschaft, dann werden Sie definitiv Erfolg haben. An dieser Aussage können Sie mich gerne messen, denn ich stehe zu dem, was ich schreibe, weil nicht nur ich es selbst erlebe und erlebt habe, sondern weil auch viele Menschen, die mich schon lange begleiten, ebenfalls fasziniert sind vom „Wunder“ Körper!

In diesem Sinne hoffe ich sehr, dass Sie viel Spaß beim Lesen und beim Mitmachen der Videos hatten, so viel, wie ich beim Schreiben und Drehen der Videos. Ich freue mich, wenn wir uns kennenlernen und im Austausch bleiben! Aus Erfahrung kann ich berichten, dass viele Leser des Rückenbuches heute noch mit mir in Kontakt stehen und es immer noch kaum glauben können, dass sie mit dem, der das Buch geschrieben hat, chatten und e-mailen oder telefonieren können. Deshalb möchte ich Ihnen sagen: Scheuen Sie sich nicht, mich zu kontaktieren! Ich freue mich auf jede Rückmeldung, auf Ihre Fragen oder Hinweise.

Vielen Dank für Ihre Zeit, Ihre Geduld und Ihr Interesse. Denken Sie dran: Es gibt keine Wunder – es gibt nur Training! Mein Wunsch an Sie: Bleiben Sie dran! Es lohnt sich! Mit 90 fitter als mit 30! Das ist mal ein Wunsch!

Viel Erfolg!

Ihr Manuel Eckardt

DANKSAGUNG

Ich kann nicht gut danke sagen! Wahrscheinlich habe ich deswegen die Danksagung in meinem 5-Minuten-Rückentraining weggelassen. Aber das bedeutet nicht, dass ich undankbar bin. Deshalb hole ich das hiermit nach, denn die gleichen Personen, die sich für mein Rückenbuch stark gemacht haben, waren auch hier wieder am Start.

Mein Dank gilt meiner Familie, meiner Frau und meinen Kindern, die während des Schreibens sehr viel auf mich verzichten mussten. Unglaublich großen Dank an Bastian Frank, der für Bilder, Videos und viele, viele tolle Dinge im Online-Portal verantwortlich zeichnet, und seine Geduld und Ruhe beim Schneiden und Drehen der Videos und Bilder! Ebensolchen Dank an Simon Meurer, der eine grandiose Arbeit mit der App hingelegt hat und dem Sie die mobile Vielfalt zu verdanken haben. Ein riesiges Dankeschön für die fachliche und wissenschaftliche Unterstützung an meinen Freund, Weggefährten und Mitstreiter im Kampf um die Umsetzung von Wissen zur Erlangung ewiger Jugend und Gesundheit Herrn Dr. Volker Zitzmann!

Für die moralische Unterstützung sowie den Beistand beim Quälen durch den Dreh und die Fotoshootings sowie das Vorlektorat danke ich hier ebenfalls von Herzen Linda Haus, Marina Bartel, Marianne Gruschke, Maria Groos, Andreas Eilberg, ebenso meinem Programmier-Team Arsnovamedia, die mit der Umsetzung des Online-Portals wirklich große Arbeit geleistet haben und immer noch leisten.

Ich danke Katja Koschate vom Verlag, die mich immer wieder in meinem Tun bestärkt und unterstützt hat und mich so schreiben ließ, wie es mir eingefallen ist, und meinen unkonventionellen Schreibstil „genehmigte“.

Einen großen Dank an Sir Isaac Newton, von dem ich so viel lernen konnte und durch den mir nun so vieles so klar geworden ist. Und genau deshalb mag ich keine Danksagungen, weil mit Sicherheit jemand dabei ist, den ich vergessen habe! Ich danke allen Freunden, Verwandten, Mitgliedern, Kunden und Studenten für die seelische und moralische Unterstützung und die Geduld mit mir in dieser Zeit! Es war eine lehrreiche Zeit. Und ich danke dem Verlag, dass er mir die Möglichkeit gegeben hat, dieses Werk zu verfassen und mein Wissen in Umlauf zu bringen.

Denn Wissen schadet nicht und hat keinerlei Nebenwirkungen. Genau wie Eiweiß und Wasser!

In diesem Sinne: Prost!

REGISTER

Ganzheitlich frei von Rückenschmerzen!

Sofia Melnik

Natürlich schmerzfreier Rücken

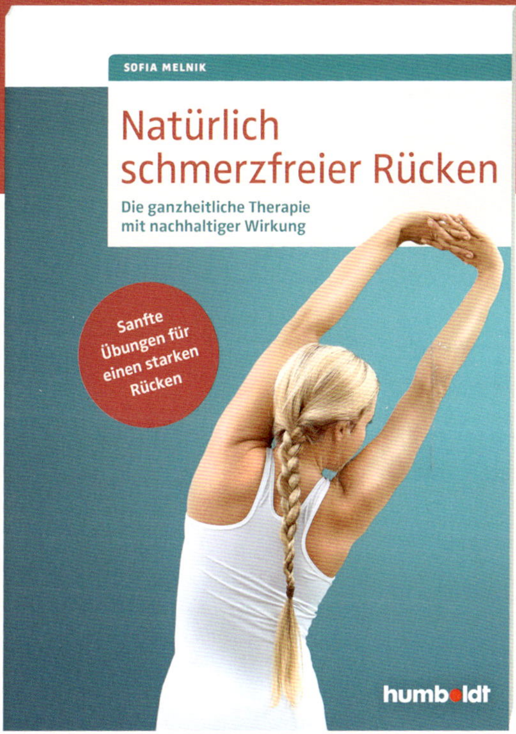

- Der erste Ratgeber, der Rückenübungen mit der Bedeutung von Faszien, bewährten Entspannungsverfahren und einer zielführenden Ernährung kombiniert
- Aktueller Stand der Bewegungstherapie: ganzheitlich und nachhaltig!
- Mit Übungen, die lockern, kräftigen, dehnen, entspannen und den gesamten Organismus stärken

144 Seiten, ca. 60 Abbildungen
15,5 x 21,0 cm, Broschur
ISBN 978-3-89993-872-2
€ 19,99 [D] / € 20,60 [A]

Dieser Ratgeber ist auch als eBook erhältlich.

Weitere Bücher zu Gesundheitsthemen:
www.humboldt.de

humboldt

Bibliografische Information der Deutschen Nationalbibliothek
Die Deutsche Nationalbibliothek verzeichnet diese Publikation in der deutschen Nationalbibliografie; detaillierte bibliografische Daten sind im Internet über http://dnb.ddb.de/ abrufbar.

ISBN 978-3-89993-892-0 (Print)
ISBN 978-3-8426-8769-1 (EPUB)
ISBN 978-3-8426-8768-4 (PDF)

Fotos:
Titelfoto: Fotostudio Yasmine Schüßler, Weilburg
Die Feder: 16
123rf.com: Elena Elisseeva: 57, 59
Fotolia.com: Torsten Schon: 61; M. Schuppich: 66; babsi_w: 69; Henning Riediger: 131; agpha: 157
iStockphoto.com: oriba: 56; Stepan Popov: 64; Synergee: 67; loooby: 68
Fotostudio Yasmine Schüßler, Weilburg: 2, 72/73, 75
Manuel Eckardt: Übungsfotos ab Seite 81, 164

3. Auflage

Die Ratgebermarke der Schlüterschen Verlagsgesellschaft mbH & Co. KG
Hans-Böckler-Allee 7, 30173 Hannover
www.humboldt.de
www.schluetersche.de

Lektorat: Linda Strehl, München
Layout: Groothuis, Lohfert, Consorten, Hamburg
Covergestaltung: Kerker + Baum Büro für Gestaltung, Hannover
Satz: Die Feder, Konzeption vor dem Druck GmbH, Wetzlar
Druck und Bindung: Gutenberg Beuys Feindruckerei GmbH, Langenhagen